新型冠状病毒疫情

集体场所防控100问

XINXING GUANZHUANG BINGDU YIQING

JITI CHANGSUO FANGKONG 100WEN

安徽省疾病预防控制中心

A·P·G 安徽出版集团

APGTIME 时代出版

时代出版传媒股份有限公司

安徽科学技术出版社

图书在版编目（CIP）数据

新型冠状病毒疫情集体场所防控 100 问 / 安徽省疾病预防控制中心编写 .-- 合肥:安徽科学技术出版社,2020.2
ISBN 978-7-5337-8151-4

Ⅰ.①新… Ⅱ.①安… Ⅲ.①日冕形病毒-病毒病-肺炎-预防(卫生)-问题解答 Ⅳ.① R563.101-44

中国版本图书馆 CIP 数据核字（2020）第 020384 号

新型冠状病毒疫情集体场所防控 100 问　安徽省疾病预防控制中心　编写

出 版 人：丁凌云　　选题策划：丁凌云　蒋贤骏　王筱文
统　　筹：余登兵　　责任编辑：黄　轩　王　宜
责任校对：张　枫　戚革惠　　责任印制：廖小青
设计制作：王　艳　邱丽萍　刘　敏
出版发行：时代出版传媒股份有限公司　http://www.press-mart.com
安徽科学技术出版社　http://www.ahstp.net
（合肥市政务文化新区翡翠路 1118 号出版传媒广场，邮编：230071）
电话：（0551）63533330
印　　制：安徽新华印刷股份有限公司　电话：（0551）65859128
（如发现印装质量问题，影响阅读，请与印刷厂商联系调换）

开本：880×1230　1/32　　印张：2.5　　字数：50 千
版次：2020 年 2 月第 1 版　　2020 年 2 月第 1 次印刷

ISBN 978-7-5337-8151-4　　定价：12.00 元

编委会名单

前言

PREFACE

2020年1月，新型冠状病毒感染的肺炎（以下简称“新冠肺炎”）疫情在湖北武汉局部暴发并逐渐扩散。党中央、国务院高度重视，习近平总书记要求“各级党委和政府必须按照党中央决策部署，全面动员，全面部署，全面加强工作，把人民群众生命安全和身体健康放在第一位，把疫情防控工作作为当前最重要的工作来抓”。安徽省委、省政府高度重视，建立联防联控工作机制，坚持群防群治、严防死守、严明责任、严防扩散的要求，全面落实“三防三查三加强”的工作举措，积极、科学地防控新冠肺炎。

目前疫情防控形势依然严峻，如何进一步落实防控措施，严防疫情在社区传播，及时向广大居民和特定场所管理者普及科学防控知识显得尤为重要。针对即将复工、复学的管理者、员工和学生迫切需要普及新冠肺炎防控知识的现状，安徽省疾病预防控制中心组织专家编写了《新型冠状病毒疫情集体场所防控100问》。

本书包括防控认知篇、个人防护篇、场所防控篇和消毒防控篇，采用问答的形式，图文并茂、通俗易懂，为场所防控管理、个人防护等提供专业和科学的指导，期望对疫情防控工作起到积极的促进作用。

本书由于编写时间紧，难免有不足之处，恳请读者批评指正。

目录

CONTENTS

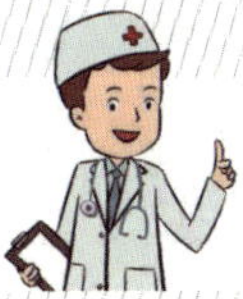

防控认知篇

1. 什么是新型冠状病毒？ 2
2. 新冠肺炎和普通感冒、流感在症状上有什么区别？ 2
3. 怎样杀灭新型冠状病毒？ 3
4. 新型冠状病毒是怎么传播的？ 3
5. 什么情况下需要居家医学观察？ 4
6. 出现什么症状需要看发热门诊？ 4
7. 新冠肺炎能治好吗？ 5
8. 有没有治疗新冠肺炎的特效药和预防新冠肺炎的疫苗？ 5
9. 常见的预防措施有哪些？ 5
10. 为什么要对疑似病例、确诊病例等开展调查？ 6
11. 为什么要戴口罩？ 6
12. 什么情况下需要戴口罩？ 7
13. 应该戴什么口罩？ 7
14. 如何正确戴口罩？ 8
15. 口罩使用后怎么处理？ 9
16. 普通居民需要戴护目镜吗？ 10

17. 为什么要勤洗手？ 10
18. 哪些情况下需要洗手？ 11
19. 怎样正确洗手？ 11

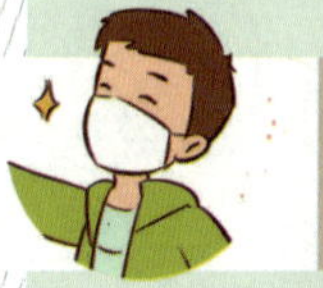

个人防护篇

20. 怎样预防呼吸道传染病？ 14
21. 咳嗽、打喷嚏时怎么做？ 14
22. 如何进行分餐制用餐？ 15
23. 如何增强个人免疫力？ 16
24. 为什么要参与社区的防控活动？ 16
25. 如果怀疑自己感染了怎么办？..............................17
26. 如果怀疑亲朋好友感染了怎么办？ 18
27. 如果近期去过武汉等疫情流行地区怎么办？ 18
28. 如果与患者有过密切接触怎么办？ 19
29. 如果心里有点恐慌，怎么办？ 19
30. 去学校，需要注意哪些？ 20
31. 去医院，需要注意哪些？ 20
32. 去农贸市场（商场）等场所，需要注意哪些？ 21
33. 去车站（机场）等场所，需要注意哪些？ 22

34. 乘坐公共交通工具，需要注意哪些? 22
35. 老人（儿童）如何防护? 23
36. 普通居家人员如何防护? 24
37. 居家隔离人员如何防护? 25
38. 出行人员如何防护? 26
39. 公共服务行业人员如何防护? 27
40. 新冠肺炎患者的医疗护理（流调、检验）人员
如何防护? 27
41. 对新冠肺炎患者所处环境清洁消毒（尸体处理）人员
如何防护? 28

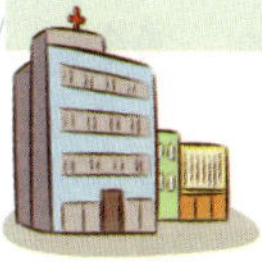

场所防控篇

42. 一般家庭如何开展防控? 30
43. 密切接触者居家隔离时，其他家庭成员应该
怎么做? 30
44. 社区（村）如何防控新型冠状病毒感染? 31
45. 工作场所如何进行人员管理? 32
46. 工作场所如何进行会议管理? 33
47. 工作场所如何进行访客管理? 33

48. 工作场所如何进行餐饮管理? 34
49. 工作场所如何进行活动管理? 35
50. 工作场所如何进行环境管理? 35
51. 公共场所如何做好防控? 37
52. 公共交通工具如何做好防控? 38
53. 养老机构如何做好防控？.......................................38
54. 畜禽养殖（运输和屠宰）场所如何做好防控? 39
55. 农贸交易市场如何做好防控? 40
56. 返校途中，学生应如何做? 41
57. 开学前，学校要做哪些准备工作? 42
58. 开学后要注意哪些? 43
59. 学校如何做好晨午检、缺课登记工作? 44
60. 上课期间，如有学生出现发热、乏力、干咳及
胸闷等疑似症状时，学校应如何处理? 44
61. 如诊断为新冠肺炎或其他呼吸道传染病后，
学生如何复课? 45
62. 在校就餐，学校须做好哪些工作? 45
63. 学校应做好哪些宣传工作? 47
64. 学生的焦虑和恐惧心理如何防范和干预? 47
65. 为什么医院要设置预检分诊点和发热门诊? 48
66. 医院预检分诊点和发热门诊如何设置? 48

67. 医院内环境物表如何清洁与消毒？ 49
68. 医院如何隔离通风？ 50
69. 医护人员如何做好个人防护？ 50
70. 医护人员如何做好手卫生？ 51
71. 如何做好医疗废弃物管理？ 52

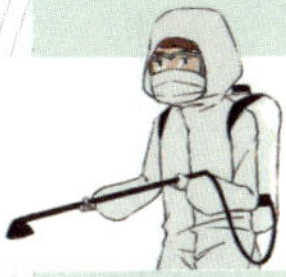

消毒防控篇

72. 什么是消毒？ 54
73. 消毒的目的是什么？ 54
74. 消毒的分类有哪些？ 54
75. 哪些消毒方法对新型冠状病毒有效？ 55
76. 煮沸消毒需要注意什么？ 56
77. 浸泡消毒需要注意什么？ 56
78. 擦拭消毒需要注意什么？ 57
79. 喷雾消毒需要注意什么？ 57
80. 在家如何防控新型冠状病毒？ 58
81. 公共场所消毒怎么做？ 58
82. 开学后，如何做好班级消毒？ 59
83. 幼儿园活动室（午睡室）如何消毒？ 60

84. 幼儿园物品（图书、玩具、毛巾等）如何消毒？ 61
85. 手机如何消毒？ 62
86. 婴幼儿餐（饮）具如何消毒？ 62
87. 公用电话如何消毒？ 62
88. 学生宿舍如何消毒？ 63
89. 电梯如何消毒？ 63
90. 室内空气如何消毒？ 64
91. 手（皮肤）如何消毒？ 64
92. 地面和可能被污染的墙壁等表面如何消毒？ 64
93. 公用餐（饮）具如何消毒？ 65
94. 家用物品（家具表面）如何消毒？ 65
95. 厕所如何消毒？ 65
96. 拖把、抹布等卫生用具如何消毒？ 66
97. 衣服、被单等纺织品如何消毒？ 66
98. 呕吐物（排泄物、分泌物）直接污染地面，
如何消毒？ 66
99. 常见消毒剂如何配制？ 67
100. 消毒剂使用中应注意哪些事项？ 68

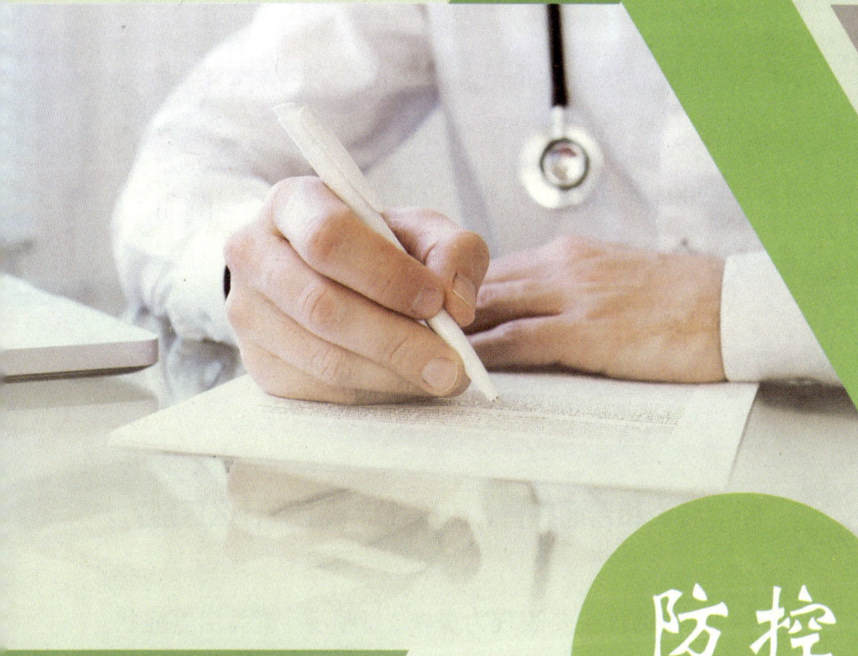

防控

认知篇

1 什么是新型冠状病毒？

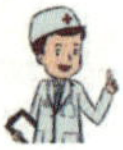

新型冠状病毒是最新发现的一种冠状病毒，它导致了新冠肺炎疫情的发生，与 2003 年引起“非典”疫情的病毒同源性在 85% 以上。新型冠状病毒除感染人类以外，还可感染蝙蝠、狗、猪、老鼠、鸟、牛、鲸、马、山羊、猴等多种动物。

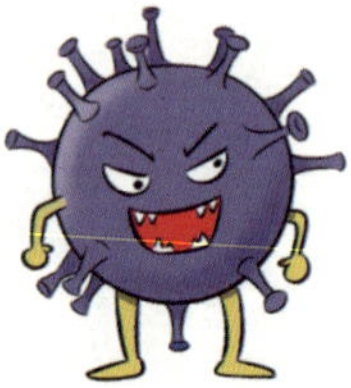

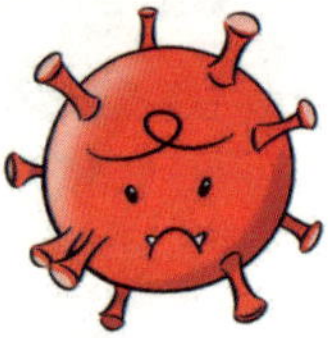

2 新冠肺炎和普通感冒、流感在症状上有什么区别？

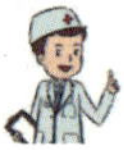

普通感冒主要表现为鼻塞、打喷嚏、流鼻涕等症状。

流感一般表现为急性起病、发热，甚至高热，同时还有寒战、头痛、关节酸痛等症状，常有咽痛、咳嗽，可有鼻塞、流涕，也可有呕吐、腹泻等症状。轻症流感常与普通感冒表现相似，但其发热和全身症状较明显。

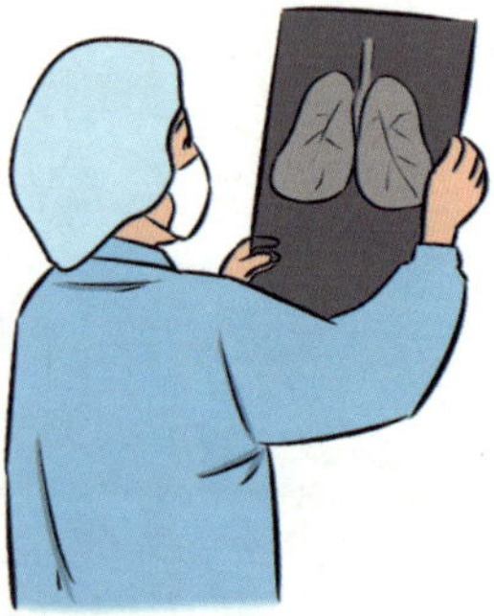

新冠肺炎以发热、乏力、干咳为主要表现。少数患者有鼻塞、流涕、

咽痛和腹泻等症状。重症病例多在被病毒感染 1 周后出现呼吸困难和 / 或低氧血症，严重者快速进展为急性呼吸窘迫综合征、脓毒性休克、难以纠正的代谢性酸中毒和出凝血功能障碍。重症、危重患者可有中低热或无明显发热。

3 怎样杀灭新型冠状病毒?

病毒对紫外线和热敏感，56℃下加热 30 分钟、乙醚、75% 酒精、含氯消毒剂、过氧乙酸等均可灭活病毒。氯己定不能灭活病毒。

4 新型冠状病毒是怎么传播的?

新型冠状病毒经呼吸道飞沫和接触传播，这是其主要传播途径。传染源主要为新型冠状病毒感染的患者。无症状感染者也可能成为传染源。

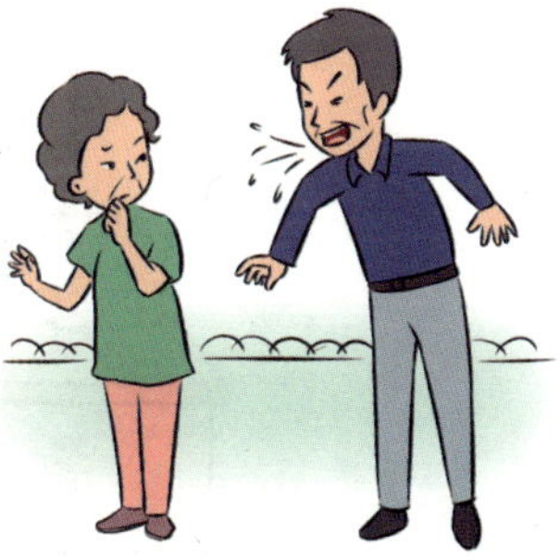

5 什么情况下需要居家医学观察？

如果你在没有任何防护的情况下，和新型冠状病毒感染的患者及疑似患者有密切接触，或去过他们活动的室内，即使没有出现新冠肺炎可疑症状，也应该自觉居家医学观察，密切关注自身健康状况。

6 出现什么症状需要看发热门诊？

出现呼吸道症状及发热、畏寒、乏力、腹泻、结膜充血等症状时，须立即就近前往定点医院发热门诊就医，如实、详细地告诉接诊医生自己发热前 14 天接触的可疑人员和外出旅居史。

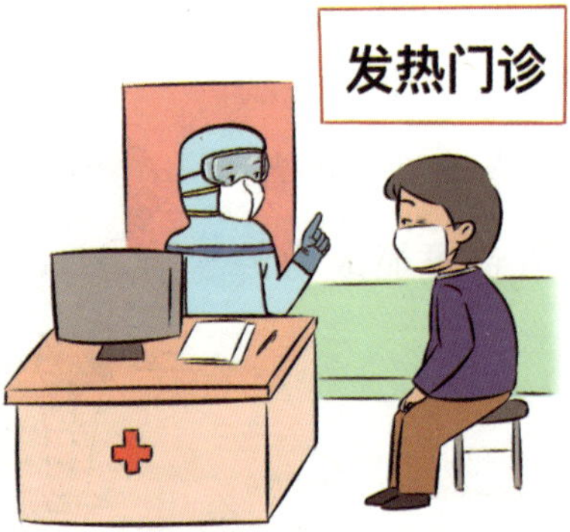

7 新冠肺炎能治好吗?

新冠肺炎可防可治。已有众多患者积极配合医生治疗，战胜新冠肺炎，痊愈出院。

8 有没有治疗新冠肺炎的特效药和预防新冠肺炎的疫苗?

目前没有确认有效的抗病毒治疗方法，主要采取对症和支持治疗；也还未研制出预防新冠肺炎的有效疫苗。

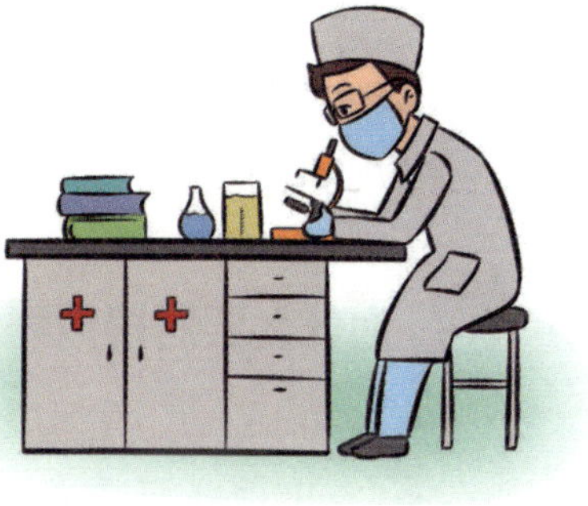

9 常见的预防措施有哪些?

（1）不外出或少外出：减少走亲访友，不聚餐，不去人员密集的公共场所活动。

（2）戴口罩：去医院等人员密集的公共场所、乘坐公共交通工具时，须佩戴医用外科口罩。

（3）保持手卫生：减少接触公共场所的公用物品；从公共场所返回、捂嘴咳嗽后、饭前便后要洗手；打喷嚏或咳嗽时，用纸巾或手肘遮挡口鼻。

（4）做好体温监测与就医：主动做好个人与家庭成员的体温监测，若出现可疑症状，应主动戴上口罩并及时就近就医。

（5）保持良好的卫生习惯：勤开窗，常通风；不与别人共用毛巾等洗漱用品；保持清洁，勤晒衣被；不随地吐痰；不接触和食用野生动物；注意营养，适度运动。

10 为什么要对疑似病例、确诊病例等开展调查?

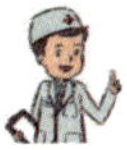

出现新冠肺炎疑似病例、确诊病例后，疾控人员将对其本人及其诊治医生、家属和知情者进行调查，主要是为了早发现、早诊断、早治疗、早隔离，避免疾病的传播和扩散。相关人员要予以配合，如实详细作答。

11 为什么要戴口罩?

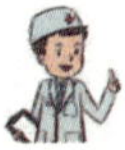

新冠肺炎患者咳嗽、打喷嚏时，病毒会随着飞沫、

鼻涕、唾液等播散到外界，健康人近距离（1 米以内）吸入或接触到，就可能导致患病。戴口罩可以遮挡患者喷射的飞沫，降低飞沫量及其喷射速度。健康人佩戴口罩后就可以降低飞沫的吸入风险。

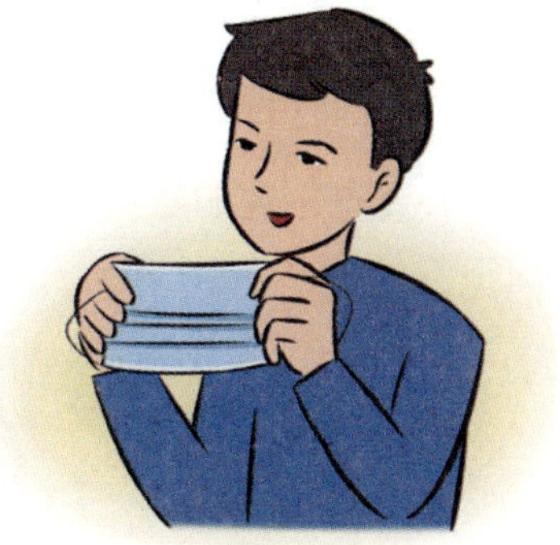

12 什么情况下需要戴口罩?

有咳嗽、发热等症状的人，戴口罩可以减少病毒的播散，因此与人近距离接触、外出时需佩戴口罩。没有呼吸道疾病症状的人，在去医院、商场、车站等人员聚集的公共场所及乘坐公共交通工具时需佩戴口罩。独处或在室外空旷的场所通常不需要戴口罩。

13 应该戴什么口罩?

医用防护口罩（N95）主要用于医护人员诊疗、疾控人员流调和检测等工作时。公众日常防护可选用医用外科口罩或一次性医用口罩，医用外科口罩的防护效果优于一次性医用口罩。一次性口罩、棉布口罩、防尘口罩等，具有一定的防护效果，可降低咳嗽、喷嚏、说话产生的飞沫播散。新冠肺炎患者需佩戴医用外科口罩或N95口罩。

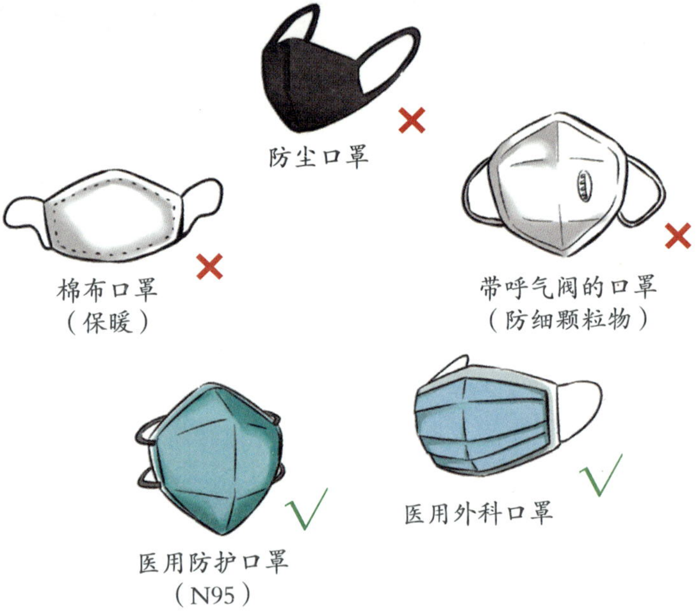

14 如何正确戴口罩？

戴口罩前要洗手。戴时将口罩的白色无纺布朝内，蓝色防水层朝外，有金属条的一边朝上，不要戴反；将挂耳绳挂上双耳后，捏紧金属条，使之与鼻子贴合，将口罩沿着中间向两侧压紧，让口罩紧贴面部。戴后不要用手触摸口罩外面。脱口罩时用手取下挂耳绳，不要接触口罩的内、外面，要及时正确洗手。

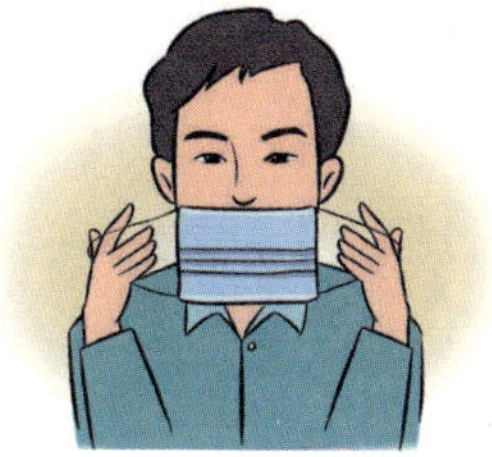

①

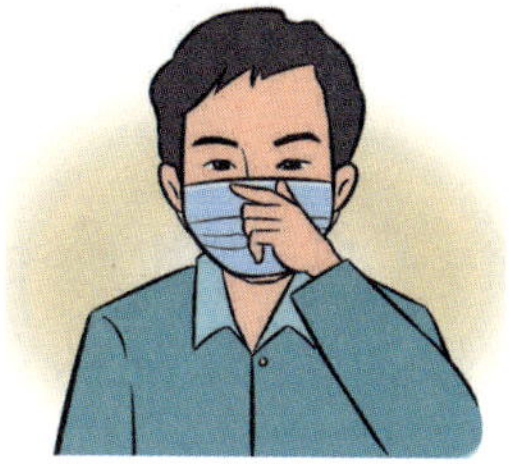

②

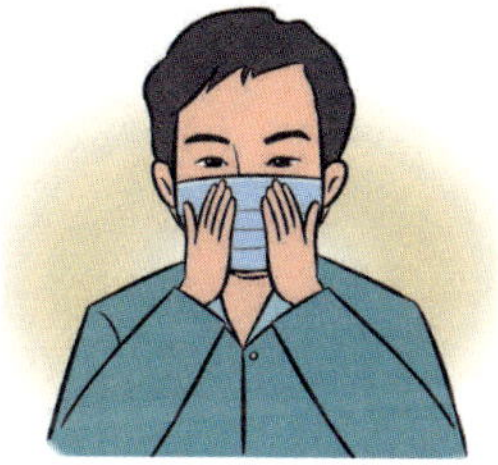

③

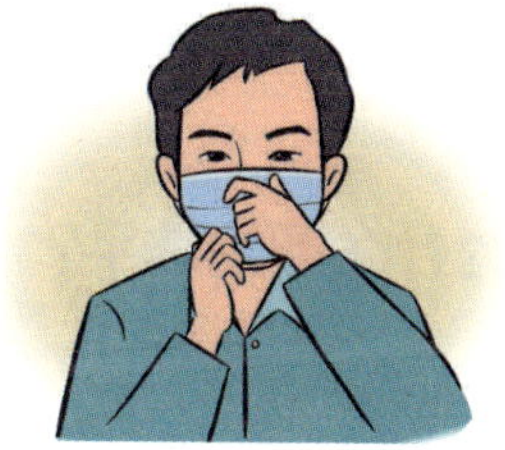

④

15 口罩使用后怎么处理？

健康人佩戴过的口罩没有新型冠状病毒传播风险，但佩戴 4 小时后口罩会被分泌物弄湿或弄脏，建议更换。可将使用后的口罩由内而外包裹后丢弃至生活垃圾区即可，不要用手触摸口罩外表面。有发热、咳嗽、咳痰、打喷嚏症状者或接触过此类人群的人，不可随意丢弃口罩，应将其包裹后丢入垃圾桶（袋），用84消毒液消毒处理。

16 普通居民需要戴护目镜吗?

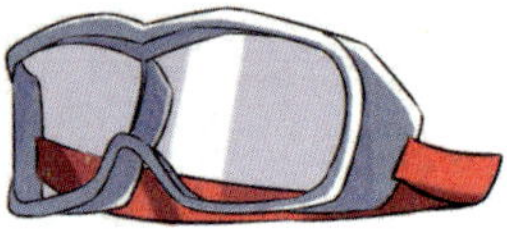

普通居民不需要戴护目镜。护目镜是比较特殊的专业防护用品，品种较多，医用护目镜主要适用于与新冠肺炎患者有密切接触的各类医疗卫生人员。

17 为什么要勤洗手?

手是病毒传播的一个重要媒介，新冠肺炎患者在咳嗽、打喷嚏、大声说话时，病毒随飞沫、鼻涕、唾液等播散到体外。患者的手触摸过自己的口鼻后，病毒就会沾

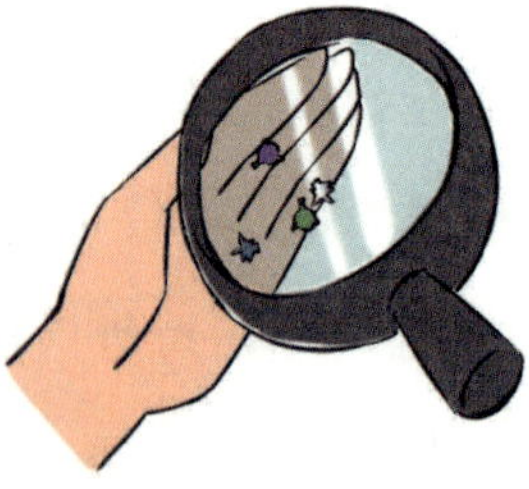

到自己手上，再由手带到任何触摸过的地方，如门把手、电梯按钮、电话机、桌椅等。健康人的手接触到患者的手或被污染的物品，手上就会沾染病毒。如果没有正确洗手，再去摸自己的口、

鼻、眼睛，就可能引起感染。

18 哪些情况下需要洗手？

在咳嗽或打喷嚏后、护理新冠肺炎患者后、用餐前后、便前便后、接触动物或处理动物粪便后、戴口罩前和摘口罩后、外出回家后，都必须洗手。

19 怎样正确洗手？

使用流动水和洗手液（肥皂），揉搓时间不少于 15 秒，并牢记七步洗手法：内、外、夹、弓、大、立、腕。

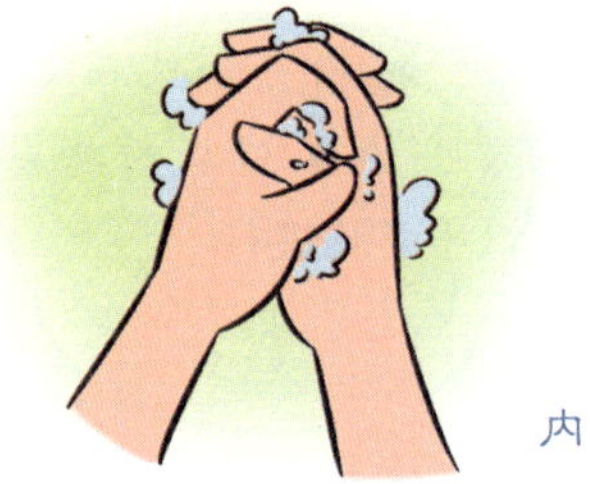

①掌心相对，手指并拢，相互揉搓

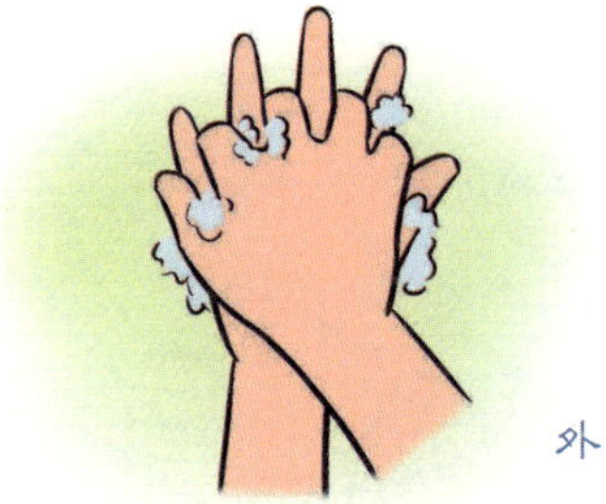

②手心对手背沿指缝相互揉搓，双手交换进行

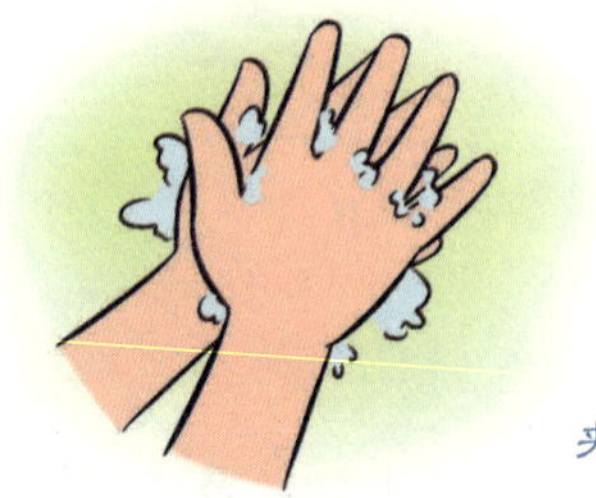

③掌心相对，双手交叉沿指缝相互揉搓

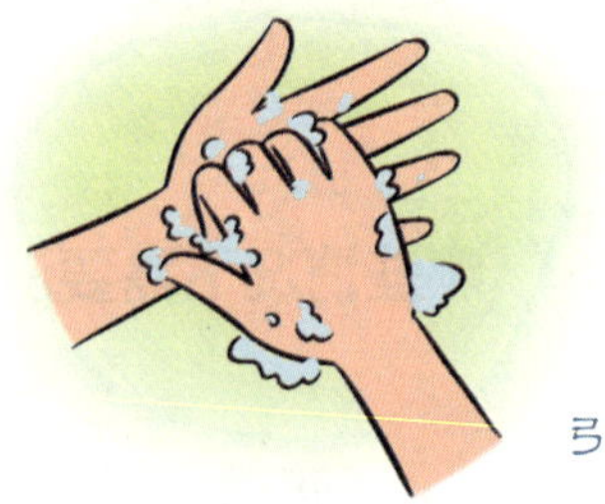

④弯曲一只手的各手指关节，半握拳，把指背放在另一只手的掌心旋转揉搓，双手交换进行

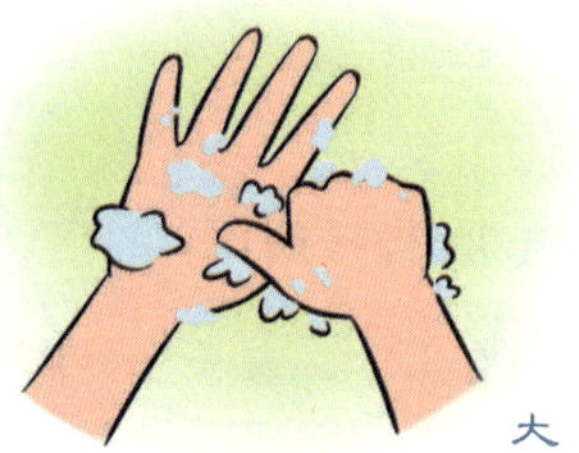

⑤一只手握另一只手的大拇指，旋转揉搓，双手交换进行

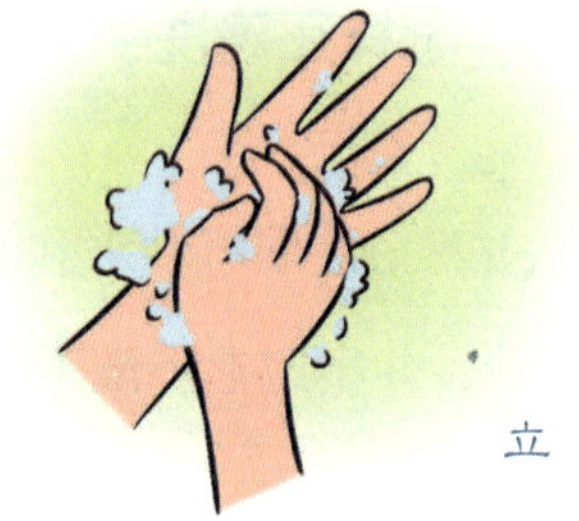

⑥弯曲一只手的各手指关节，把指尖合拢在另一只手的掌心旋转揉搓，双手交换进行

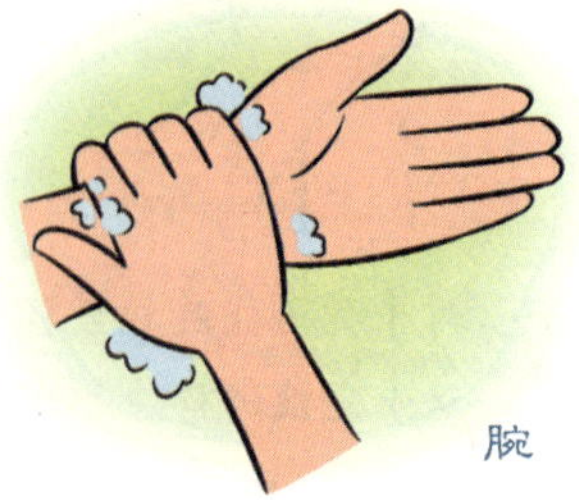

⑦螺旋式搓洗手腕，双手交替进行

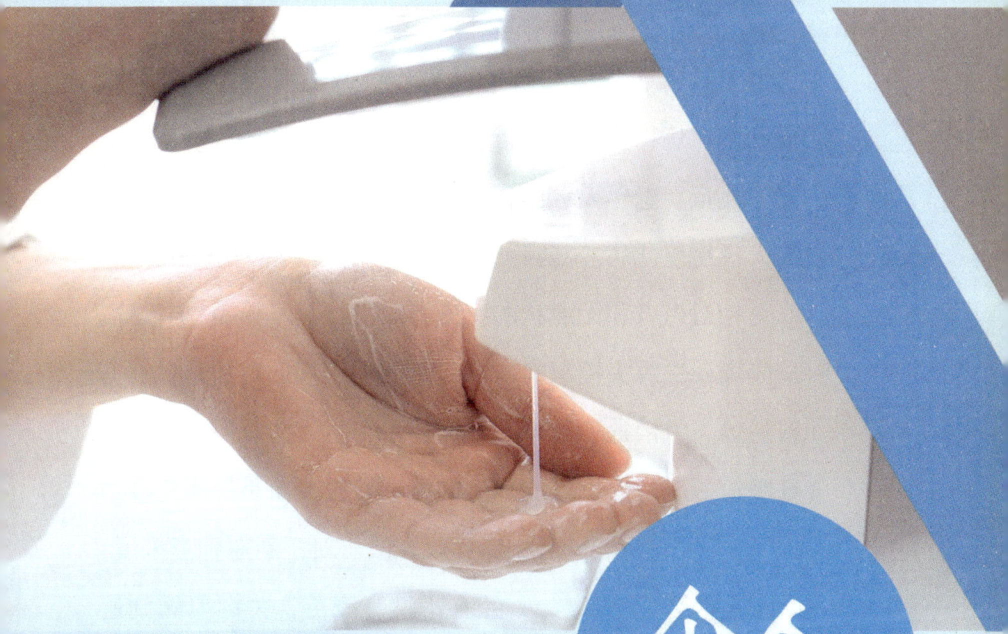

个人
防护篇

20 怎样预防呼吸道传染病?

病毒、细菌等微生物从呼吸道侵入人体而引起的传染性疾病称为呼吸道传染病，在冬春季和天气骤变时高发；儿童、老年人、体弱者、营养不良者、慢性疾病患者等人群易患此病。预防呼吸道传染病需要从三个环节着手：一是针对患者和无症状的感染者。早发现、早诊断、早治疗、早隔离，从源头控制疾病。二是切断疾病的传播途径。开窗通风、常消毒、戴口罩、保持手卫生，防止病原体进入呼吸道。三是保护可能感染的人。接种疫苗是提高免疫力的有效方法。对于新冠肺炎来说，目前还没有疫苗，关键要做到避免与可能的患者、无症状感染者接触，提高自身抵抗力，做好自我防护，尽量少去或不去人员密集的场所。

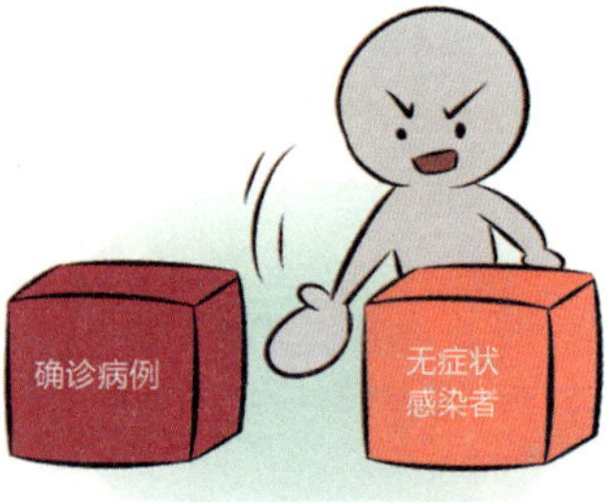

21 咳嗽、打喷嚏时怎么做?

（1）咳嗽或打喷嚏时，一定不要面对别人，可转过头，用纸巾或手肘内侧捂住口鼻。

（2）把咳嗽或打喷嚏时用过的纸巾放入有盖的垃圾桶。

（3）用手捂嘴、咳嗽之后，用洗手液（肥皂）在流水下洗手。

22 如何进行分餐制用餐？

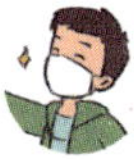

家庭用餐：

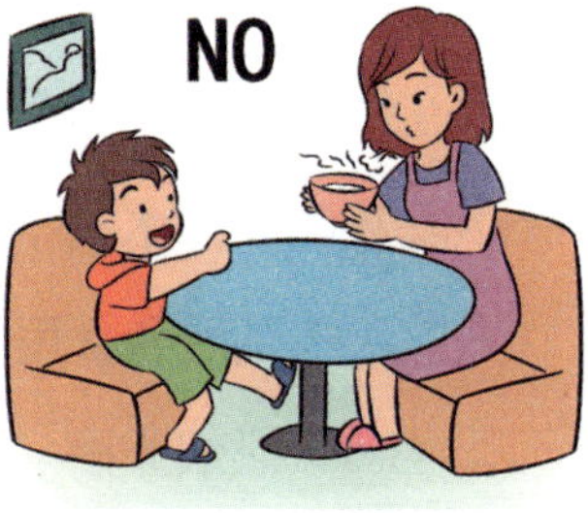

（1）实行分餐制或使用公勺、公筷等，避免与家人相互传染。

（2）家长不能和孩子共用餐具。

（3）家长给孩子喂食时，不要用嘴吹食物，也不要用嘴尝食物后再喂给孩子，更不能咀嚼后再喂给孩子。

工作场所用餐：

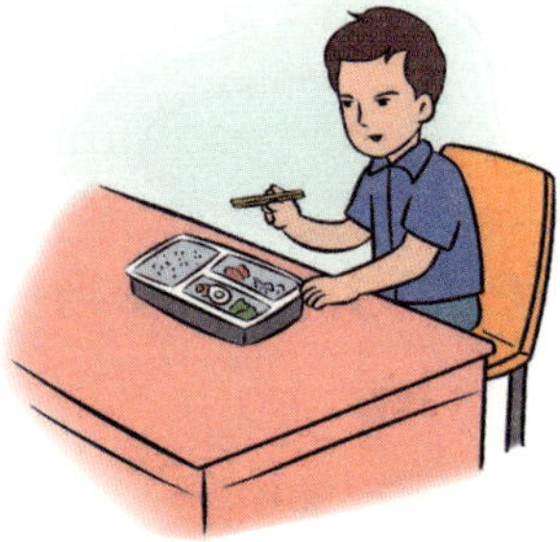

（1）尽量不要安排桌餐，如果是桌餐，要使用公筷。

（2）少去食堂，因为食堂是人员密集的地方，会增加感染风险。单位可安排错峰就餐，或用饭盒配送餐。

（3）如果一定要去食堂就餐，可适当吃快点并少说话，尽量不要与别人面对面坐着吃；同时，食堂要保持通风。

23 如何增强个人免疫力？

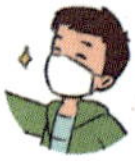

（1）选择适合自己的运动，适当地锻炼身体，增强自身体质。

（2）养成良好的生活习惯。膳食要合理，营养要均衡，多吃新鲜蔬菜水果；足量饮水，生熟食品分开，肉蛋彻底煮熟；不接触和食用野生动物。

（3）戒烟戒酒。

（4）管理情绪。从权威渠道获取疫情信息，掌握科学的防护知识，不要恐慌，通过安全的途径多与周围的人交流，调整心态，积极应对。

（5）规律作息，不熬夜，不过劳。

24 为什么要参与社区的防控活动？

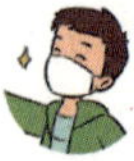

《中华人民共和国传染病防治法》《中华人民共和

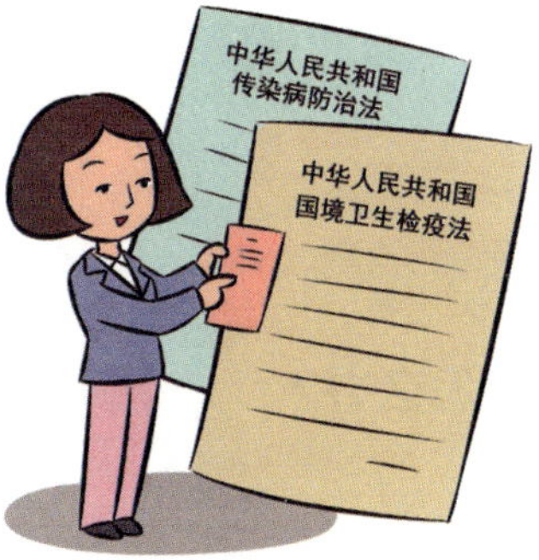

国国境卫生检疫法》规定：任何人都应协助、配合、服从政府组织开展的防控工作，依法接受疾控、医疗卫生机构有关传染病的调查、样本采集、检测、隔离治疗等防控措施，如实提供有关情况。去过疫情严重地区或与确诊患者有过密切接触的人员，应主动向有关部门报告，按要求做好居家医学观察、隔离治疗等。拒不配合者，将依法处理。

25 如果怀疑自己感染了怎么办？

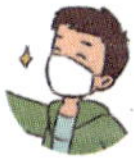

（1）如果无发热且自觉症状很轻，可以先进行电话咨询，也可通过互联网、微信等方式接受专业医生的在线问诊。

（2）如果发热且症状较重，应立即就近前往定点医院发热门诊就诊。就医时，应如实、主动、详细地讲述个人情况，尤其是应告知医生自己近期的旅居史、接

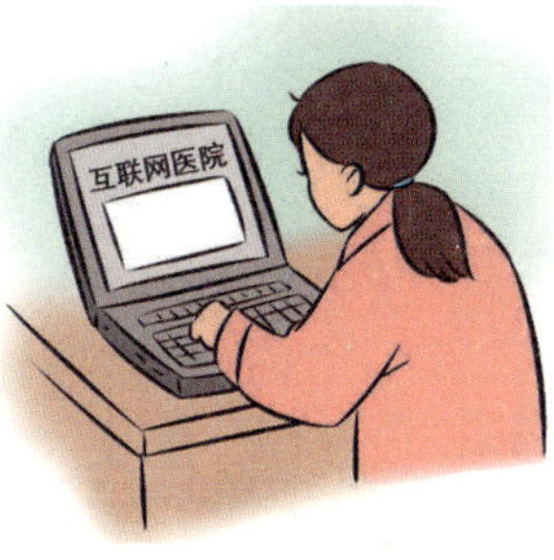

触的人员及野生动物情况等。就诊过程中应全程佩戴医用外科口罩。

26 如果怀疑亲朋好友感染了怎么办？

亲朋好友如果已出现发热、咳嗽等症状，应建议对方立即戴口罩，尽早到就近的定点医疗机构就诊。同时，向当地疾控机构报告，接受专业指导。尽量不要外出，与周围人保持一定的距离。自己也要戴好口罩，与其保持距离。

27 如果近期去过武汉等疫情流行地区怎么办？

（1）应尽快到所在社区（村）进行登记。

（2）随时保持手卫生，减少外出活动，尤其是避免到人员密集的公共场所活动。

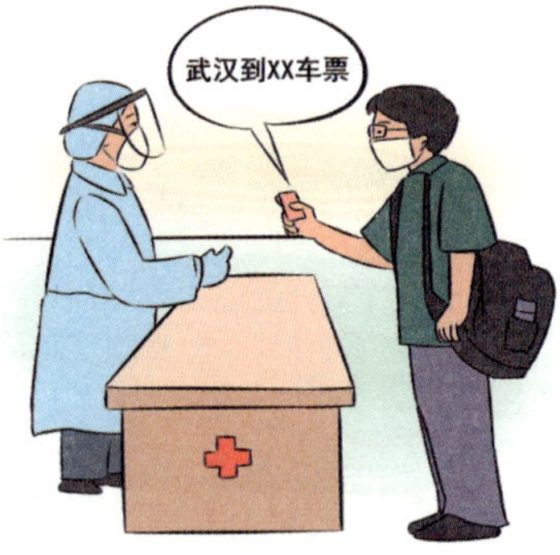

（3）单独居住或独处一室，室内应通风良好，

减少与家人的近距离接触。

（4）每天进行2次体温监测。若出现发热、咳嗽、乏力等可疑症状，应尽早就诊。

28 如果与患者有过密切接触怎么办？

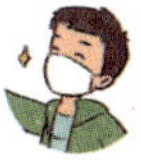

（1）不用恐慌，从与患者接触的最后一天算起，接受14天的医学观察。听从当地疫情防控机构的安排，可居家医学观察，一旦出现发热、咳嗽、呼吸短促等症状，应立即报告并及时就医。

（2）注意开窗通风、手卫生及家庭共用区域（如卫生间）卫生。

29 如果心里有点恐慌，怎么办？

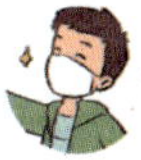

（1）可以拨打当地的健康咨询热线，寻求专业的解答，消除疑惑。

（2）维持正常的生活节奏，保持良好的作息习惯。

（3）不信谣、不传谣，多运动、多学习，积极培养一些兴趣爱好，科学合理地安排生活。

30 去学校，需要注意哪些？

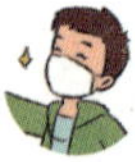

（1）戴上口罩，勤洗手，注意个人卫生，咳嗽、打喷嚏时要用纸巾或手肘遮掩口鼻。

（2）在室内活动时注意定时开窗通风，保持室内外环境卫生整洁。

（3）如有发热、咳嗽等症状，建议不要去学校，及时就近就医。

31 去医院，需要注意哪些？

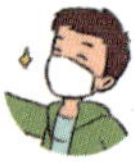

（1）少去或不去医院，除非患有必须立即就医的急症、危重症。就医时，应就近选择能满足需求的、门诊量较少的医疗机构。

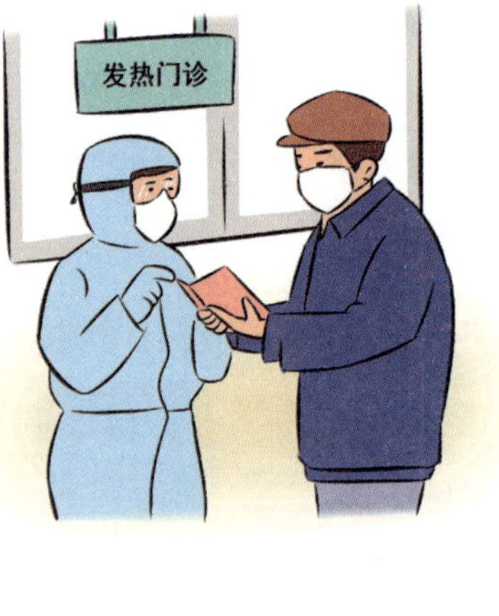

（2）去医院就医或探望患者或去发热门诊、呼吸科就诊时，应该全程戴上医用外科口罩，尽可能减少在医院停留的时间。

（3）特别要注意手卫生，

接触医院门把手、门帘、医护人员的白大褂等物品后，使用手消毒剂消毒。如果不能及时进行手部消毒，则手不要接触眼、鼻、口。

（4）从医院回来后，应尽量先洗澡再做家务，外套及洗过的内衣可置于阳台通风处晾晒。

32 去农贸市场（商场）等场所，需要注意哪些？

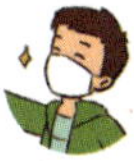

（1）全程佩戴口罩，与别人谈话时尽量保持 1 米以上的距离。

（2）尽量避免与活禽接触，不接触、购买野生动物。

（3）时刻注意手卫生，接触动物和动物产品后，避免触摸眼、鼻、口，及时用洗手液（肥皂）和流动水洗手。

（4）回家后先洗手再做家务，可以用洗手液（肥皂）、流动水洗手或用 75% 酒精对双手进行消毒。

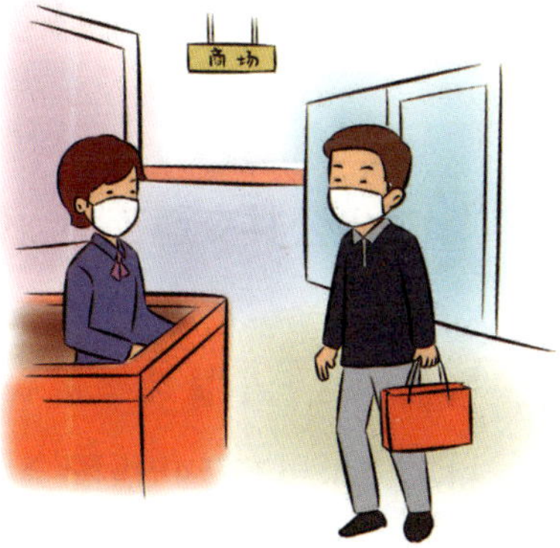

33 去车站（机场）等场所，需要注意哪些？

（1）全程佩戴口罩，尽量减少在车站、机场等人员密集场所的逗留时间。

（2）注意手卫生，特别是在接触电梯按钮、自动扶梯扶手及门把手等公共设施后，注意不要触摸眼、鼻、口，及时洗手。

（3）保持良好的个人卫生习惯。在自己咳嗽或打喷嚏时，用纸巾或手肘将口鼻完全遮住，随后洗手。

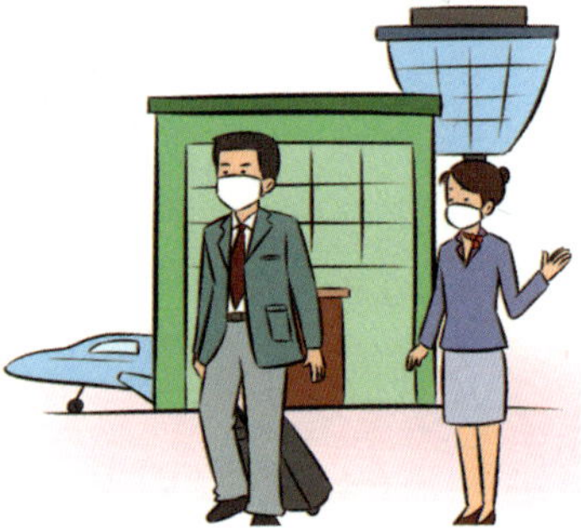

（4）外出回家后及时洗手，如有发热和其他呼吸道感染症状，特别是持续发热不退，应及时到医院就诊。

34 乘坐公共交通工具，需要注意哪些？

（1）尽量选择正规公共交通工具出行，避免私人拼车或坐黑车。积极配合相关部门检测体温，并全程佩戴口罩。

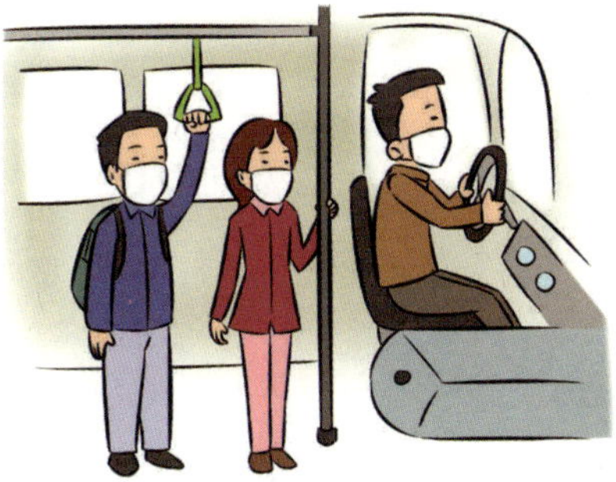

（2）注意手卫生，特别是在接触车门、扶手、拉杆、拉环等公共设施后，注意不要触摸眼、鼻、口，及时洗手。

（3）在条件允许的情况下，建议适度打开车窗，保持空气流通。

（4）保持良好的个人卫生习惯。在自己咳嗽或打喷嚏时，用纸巾或手肘将口鼻完全遮住。

（5）外出回家后及时洗手，如有发热和其他呼吸道感染症状，应及时就诊。

35 老人（儿童）如何防护?

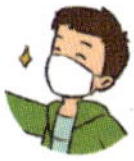

（1）尽量避免到人员密集的地方，保持室内通风换气。

（2）注意平衡膳食，均衡营养，充足休息，适度运动。

（3）勤洗手，保持居住环境清洁，衣服、被褥勤洗勤晒，避免共用个人用品。

（4）外出时戴口罩，与人接触要保持 1 米以上的距离。

（5）无论何时何地，在咳嗽、打喷嚏时，都要用纸巾或手肘遮挡口鼻，随后洗手。

（6）若出现发热、乏力等可疑症状，应尽早就医。

36 普通居家人员如何防护？

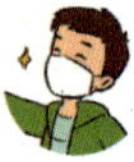

（1）减少外出：不要走亲访友和聚餐，减少到人员密集的公共场所活动，尤其是相对封闭、空气流通差的场所。

（2）做好个人防护：保持手卫生，外出时戴口罩。家庭配备体温计、医用外科口罩、家用消毒用品等物品。

（3）保持良好的生活习惯：居室整洁，勤开窗通风。不随地吐痰，咳嗽或打喷嚏时，用纸巾或手肘遮住口鼻。保证膳食平衡，营养均衡，运动适度，休息充分。

（4）自觉发热时要主动测量体温。家中有小孩的，要早晚触摸小孩的额头以评估其是否发热，必要时应测量体温。

若出现发热、咳嗽、咽痛、呼吸困难、腹泻、结膜充血等可疑症状，应居家隔离或及时就诊。

37 居家隔离人员如何防护？

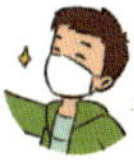

（1）依法服从隔离医学观察措施，服从社区医务人员管理。

（2）尽量不外出，必须外出时需佩戴医用外科口罩。

（3）合理膳食，适量运动，放松心情。

（4）单独居住或独处一室，每天早晚各测量体温1次，房间应勤通风，每天上午、下午各1次，每次半小时。

（5）饭前便后要用洗手液（肥皂）和流动水洗手；餐具单独放置，使用洗涤剂和流动的清水清洗；食用饭菜与家人分开。

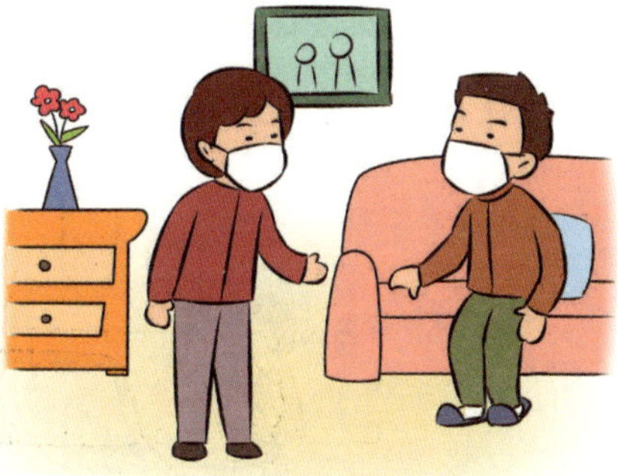

（6）与家人近距离接触时应佩戴医用外科口罩，使用后的口罩用消毒剂喷洒消毒后及时装入塑料袋密封；浴室和厕所每天消毒1次，生活垃圾应及时清理。

38 出行人员如何防护？

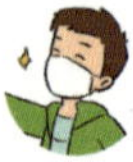

（1）个人独处、自己开车或独自到公园散步时，可不佩戴口罩。

（2）前往超市、餐馆、医院等公共场所时，要佩戴口罩，尽量减少与他人近距离接触。

（3）尽量避免乘坐地铁、公交车等公共交通工具，如须乘坐，要佩戴口罩，尽量减少与他人近距离接触。

（4）口罩在变形、弄湿或弄脏时，须及时更换。

（5）不要去新冠肺炎等疾病流行地区。如必须去，应事先配备医用外科口罩、一次性酒精棉片、体温计等必要物品。妥善保留公共交通票据信息。返回后，应尽快到所在社居委登记并进行医学观察，观察期限为 14 天。

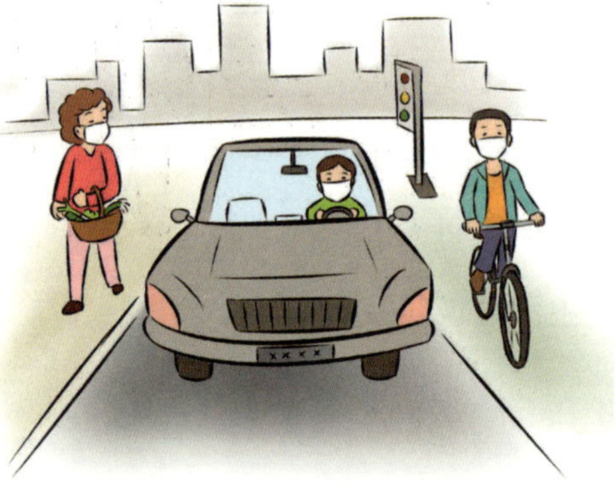

39 公共服务行业人员如何防护?

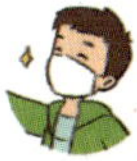

（1）配备医用外科口罩以及手消毒剂、消毒湿巾、体温计等物品。

（2）工作期间，应做好个人防护，正确、规范佩戴口罩上岗。口罩在变形、弄湿或弄脏后，须及时更换。

（3）保持手卫生,用洗手液（肥皂）在流动水下洗手，或者使用免洗消毒剂。

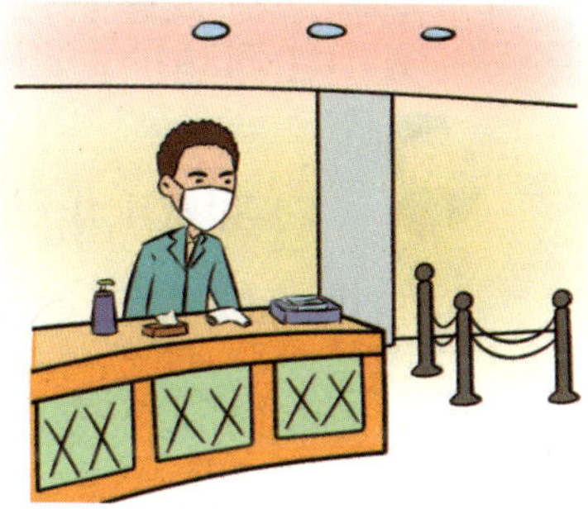

（4）每日至少测量体温2次。如出现可疑症状（如发热、咳嗽、咽痛、呼吸困难、腹泻、结膜充血等），应尽早就医。

40 新冠肺炎患者的医疗护理（流调、检验）人员如何防护?

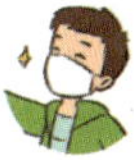

（1）穿戴工作服、一次性工作帽、一次性手套、医用一次性防护服、医用防护口罩（N95）或动力送风过滤式呼吸器、防护面屏或护目镜、工作鞋或胶靴、防水靴套等。

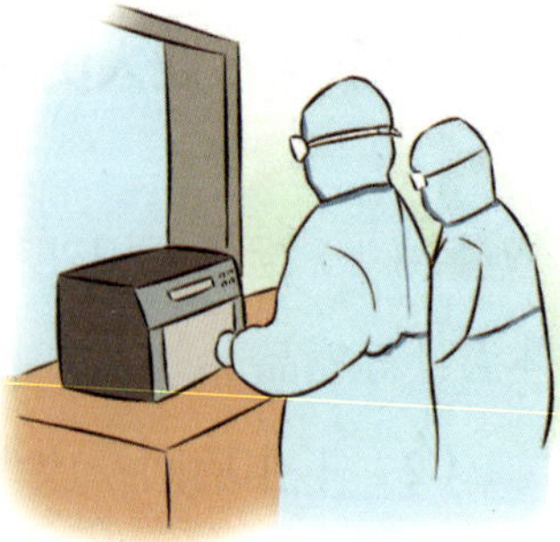

（2）尽可能与新冠肺炎患者保持1米以上的距离。

（3）其他防护参见公共服务行业人员防护要求。

41 对新冠肺炎患者所处环境清洁消毒（尸体处理）人员如何防护？

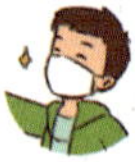

（1）穿戴工作服、一次性工作帽、一次性手套和长袖加厚橡胶手套、医用一次性防护服、N95及以上医用防护口罩、工作鞋或胶靴、防水靴套、防水围裙或防水隔离衣等。

（2）使用动力送风过滤式呼吸器时，根据消毒剂种类选配滤毒盒或滤毒罐，做好消毒剂等化学品的防护。

（3）其他防护参见医护人员防护要求。

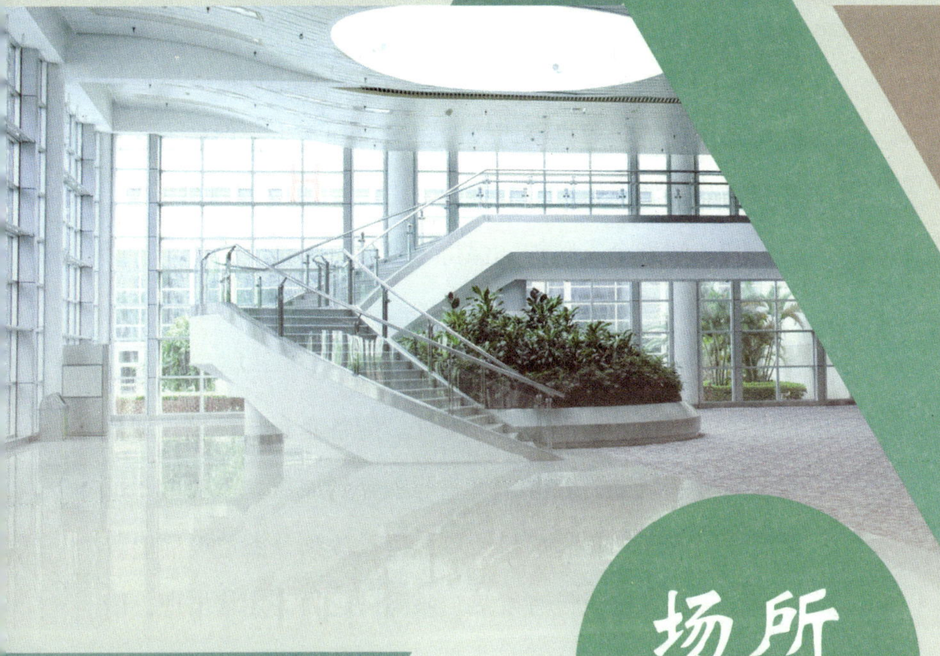

场所

防控篇

42 一般家庭如何开展防控？

（1）家庭要做到：每天开窗通风，不能自然通风时可采用排气扇等机械通风；每天打扫卫生，保持家居环境和物品清洁卫生，定期进行消毒。

（2）注意个人防护，保持手卫生，尽量减少外出，必须外出时戴口罩。

（3）保持良好的卫生习惯：毛巾采用“一人一巾一用”原则，使用后悬挂于通风干燥处。配备套有塑料袋并加盖的垃圾桶，用过的纸巾、口罩等丢弃到加盖垃圾桶里，每天清理。清理时扎紧塑料袋口，再投放到分类垃圾桶里。

（4）若家庭成员有发热、咳嗽、乏力等症状出现，请及时就诊。

43 密切接触者居家隔离时，其他家庭成员应该怎么做？

（1）密切接触者隔离要求见本书“个人防护篇”。

（2）进入密切接触者居住空间时应佩戴医用外科口罩，尽量减少与密切接触者及其用品的接触，如避免共用牙刷、香烟、餐具、饭菜、饮料、面巾、浴巾、床单等。

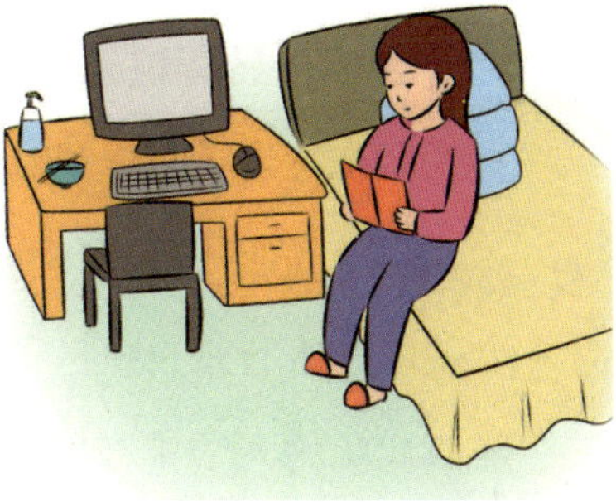

（3）配合社区做好密切接触者的管理，落实隔离医学观察措施，接受社区对居住环境的评估。不能满足条件的，应前往集中点进行医学观察。

（4）接触密切接触者可能被污染的物品或与其接触后，可用含酒精速干手消毒剂进行手消毒，也可用碘伏消毒。

（5）与其他家庭成员的衣物、床单和浴巾等分开清洗，不要在客厅抖动，避免接触自己的皮肤和衣服。

44 社区（村）如何防控新型冠状病毒感染？

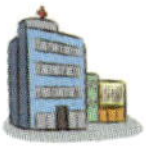

（1）工作人员要加强自我健康监测，若出现发热、干咳等疑似症状，不得带病上班，应及时就诊。

（2）保持环境清洁卫生，配备处理一次性口罩的垃圾收集设备。

（3）采用多种形式宣传个人防护知识，积极倡导健康生活方式和良好卫生习惯。

（4）在显著位置发布公告，要求从外地返回人员立即到所在社区（村）进行登记，并接受随访管理。

（5）按照“网格化、地毯式”的方法逐户排查，重点关注是否有来自疫区的人员，是否有出现发热、咳嗽等疑似症状的人。排查出的发热者应立即报告，由专人负责专车转运至定点发热门诊就诊。

（6）对发现的疑似或确诊患者，要做好其家庭、楼栋单元、单位办公室等场所的消毒。

（7）就近设置集中医学观察点，对密切接触者居家环境评估后不具备条件的进行集中隔离观察。

45 工作场所如何进行人员管理？

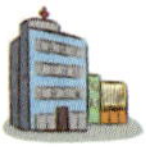

（1）各用人单位要加强组织管理，成立新冠肺炎防控小组，责任落实到人。

（2）安排专人对返岗、返工员工逐一摸底排查，其他地区返回员工要严格落实防控要求，必要时可采取隔离措施。

（3）员工返回单位前必须进行上岗体温检测，一旦发

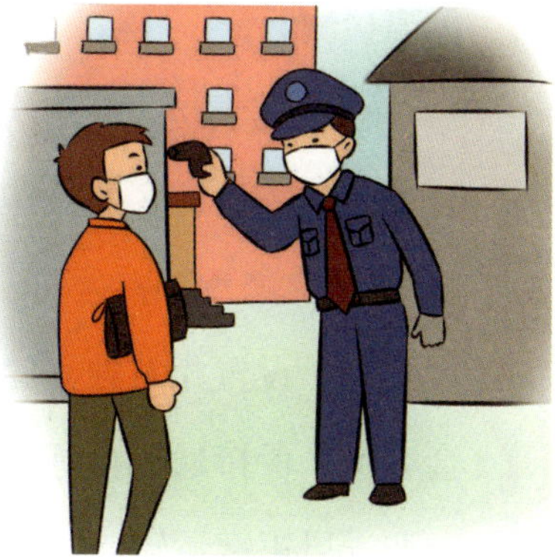

现体温异常（≥ 37.3℃）者，应禁止其进入工作场所，嘱其回家观察休息，必要时到医院就诊。

（4）工作期间，要主动、规范佩戴口罩，尽可能减少面对面的工作交流。

（5）减少员工公务出差的频次、人数，特别是严格管理来自疫区或去往疫区的人员。

46 工作场所如何进行会议管理?

要减少会议，避免人员聚集，可以利用政务平台、网络等现代化手段在家办公。如确需召开的，可利用视频会议等方式召开。

47 工作场所如何进行访客管理?

（1）严格控制外来人员，访客进入单位前应接受

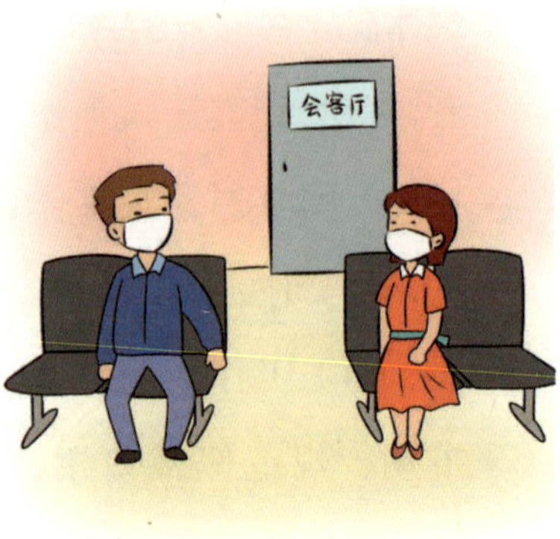

体温检测。

（2）安保人员要认真询问和登记访客的身体状况。

（3）设置相对独立的会客区，保持通风良好或空调送风正常运转。

48 工作场所如何进行餐饮管理？

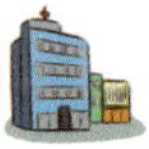

（1）加强食材管理，规范采购渠道，杜绝“三无”（无生产日期、无质量合格证、无生产厂家）产品。

（2）食堂采购及供货人员应戴口罩和一次性手套，避免直接用手接触生鲜食材。摘掉手套后，应及时洗手消毒。

（3）将生食、熟食分开，肉蛋类彻底煮熟。

（4）加强自来水的卫生管理，确保生活用水、饮用水安全。

（5）盛放剩余食品、厨余垃圾的容器应有盖、可密闭，阴沟、下水道、墙壁通风口应设防鼠网，门窗缝隙小于 0.6 厘米。

（6）建议采取分时段就餐或饭盒送餐的方式，避免员工集中就餐。

（7）每日定时对就餐区域实施消毒，餐具、饮具必须高温消毒。

49 工作场所如何进行活动管理？

（1）严禁举办大型聚集性活动，减少一般性活动。

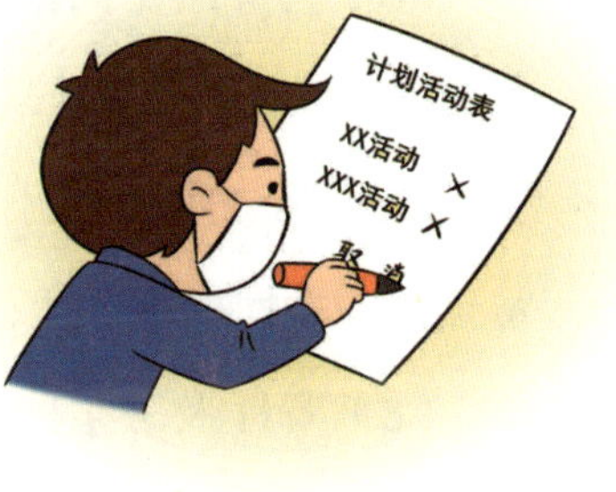

（2）确须举办外事来访等活动时，应严格控制人数，减少活动时间，并适时开窗通风。

（3）参加人员应全程佩戴口罩。活动结束后，对活动场所实施消毒。

50 工作场所如何进行环境管理？

（1）保持室内环境清洁，每日通风3次以上，每次 30 分钟。

（2）对公共场所物品要定期清洁、消毒。

（3）每日定时对门厅、楼道、会议室、电梯、楼梯、卫生间、车库等公共部位实施消毒，且尽量使用喷雾消毒法。

（4）多人同室办公的，办公距离应保持在 1 米以上。

（5）办公电话机、电脑键盘、鼠标等，每日用 75% 酒精擦拭 2 次。使用频繁的，擦拭次数可增加。

（6）公务用车内部及门把手每日进行常规消毒，消毒时宜用 75% 酒精擦拭，做到“一客一消毒”。

（7）保洁用具按区域分开使用，避免混用。保洁人员须戴一次性橡胶手套，保洁结束后洗手消毒。

（8）餐厅及卫生间等区域应配备足够的洗手液，并保证水龙头等供水设施正常使用。

（9）中央空调系统风机盘管正常使用时，应定期对送风口、回风口进行消毒。

（10）对生活垃圾分类，有害垃圾存放应做到密闭化、专人管理。

51 公共场所如何做好防控？

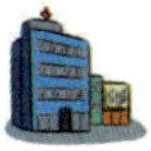

（1）做好自我健康状况监测，若出现可疑症状，包括发热、咳嗽、咽痛、呼吸困难、腹泻、结膜充血等，不要带病上班。

（2）加强员工自我防护，工作期间应全程佩戴口罩，并按规范要求及时更换。

（3）对外来人员，在入口处进行体温检测，发现有可疑症状者，禁止入内。

（4）公用物品及公共接触物品或部位要定期清洗和消毒。

（5）加强开窗通风换气。使用空调时应保证空调系统或排气扇运转正常，定期清洗空调滤网。

（6）洗手间要配备足够的洗手液，保证水龙头等供水设施正常使用。

（7）保持环境卫生清洁，及时清理垃圾。

（8）通过多种形式大力宣传新冠肺炎和其他冬春季呼吸道传染病防控知识。

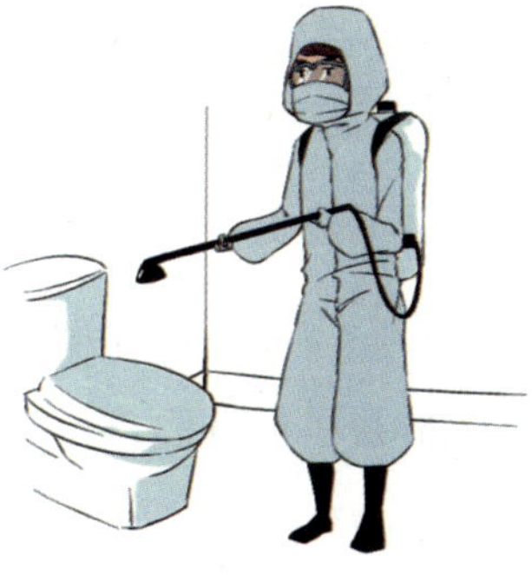

52 公共交通工具如何做好防控?

（1）在岗工作人员应佩戴医用外科口罩，并每日做好健康监测。若出现可疑症状，不要带病上班。

（2）配备体温计、一次性医用口罩、宣传材料等物品。

（3）增加清洁与消毒频次，做好清洁消毒记录和标识。

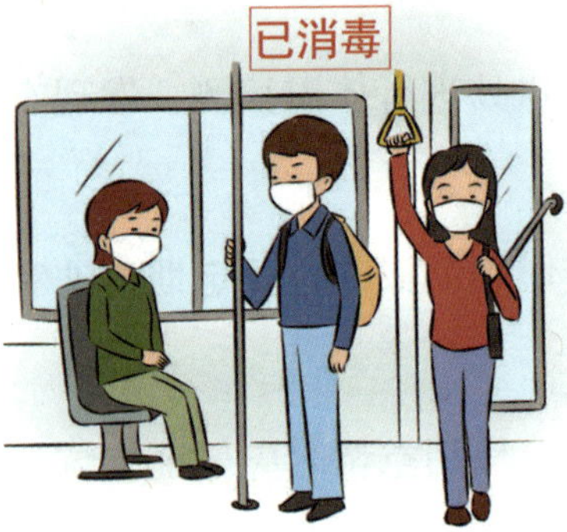

（4）保持良好的通风状态及车厢内的卫生整洁，及时清理垃圾。

（5）做好司乘人员的工作与轮休安排，确保其得到充足的休息。

53 养老机构如何做好防控？

（1）实施封闭管理，原则上老人不外出，不接访，暂不接受新入住人员。

（2）加强体温监测，一旦老人出现症状，做好自我防护并尽早就诊。

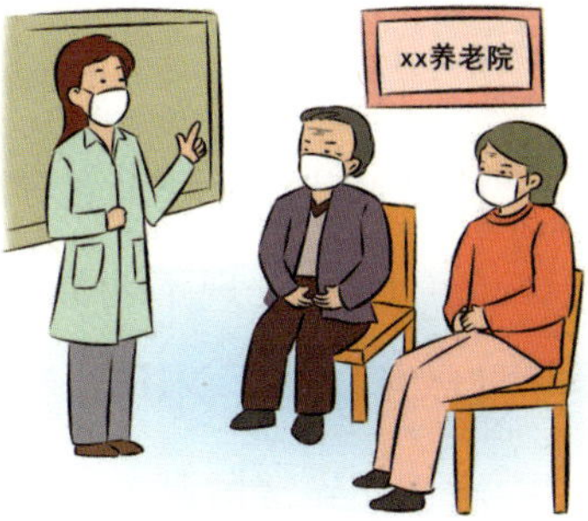

（3）确需探访者，必须佩戴口罩。如探访人员有可疑症状，应拒绝其探访。

（4）确保环境清洁卫生并进行消毒。老人的衣服、被褥要经常晒太阳。

（5）尽量开窗通风，开窗的同时要注意给老人保暖。使用空调时要定期清洗消毒。

（6）配置洗手设施。

（7）不要聚会、集中用餐。

（8）对工作人员和老人加强疾病防控宣传教育。

（9）预备隔离房间，出现可疑症状的老人应及时隔离，避免传染。

54 畜禽养殖（运输和屠宰）场所如何做好防控？

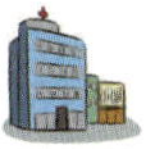

（1）保持清洁卫生，应定期进行清洁、消毒。

（2）保持室内空气流通，每天开窗换气 2 次，每次 30 分钟。

（3）从事畜禽养殖、分拣、运输、销售、宰杀等工作的人员应做好个人防护，穿戴口罩、工作帽、工作服、长筒胶鞋、橡胶手套等防护用品。

（4）发现不明原因的病、死畜禽时要及时向农业农村部门报告，不得自行处理病、死畜禽。若发现畜禽大量病、死异常情况，应立即关闭场所，并及时向当地畜牧兽医部门报告。

（5）不购进、不运输、不销售来源不明或非法捕获的野生动物及其制品，避免野生动物与家禽、家畜接触。

55 农贸交易市场如何做好防控？

（1）售卖活体动物（禽类、水产品等）者每天收市后做到“三清一消”，即清除动物内脏、粪便和鱼鳞等污物，对台面、屠宰工具、砧板、下水道、地面等进行清洗消毒。每周进行一次大扫除。

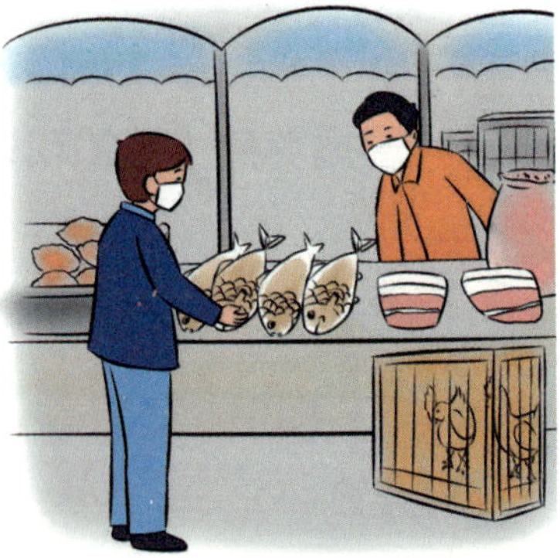

（2）在进行清洗消毒

时，要穿长筒胶靴，戴口罩、防水长手套，做好个人防护。

（3）垃圾密闭存放、运输，每天清理；下水道和沟渠要密闭、畅通。

（4）加工、销售、存放食品的场所要配备纱窗、纱门、玻璃柜等防蝇设施。

（5）市场内及其周边要按相关要求配置防鼠毒鼠药物及设备。

56 返校途中，学生应如何做？

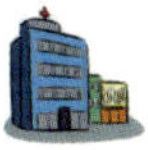

（1）错峰返程，尽量选择私人交通工具；乘坐公共交通工具时，须全程佩戴医用外科口罩或 N95 口罩。

（2）随时保持手卫生，尽量少接触公共交通工具上的扶手、拉环等部位；接触后，避免碰触眼、鼻、口，并及时洗手。

（3）旅途中应留意周围旅客的健康状况，避免与有可疑症状的人员近距离接触；若出现可疑症状，咳嗽或打喷嚏时用纸巾或手肘遮挡口鼻，尽量避免接触其他人，并及时就医。

（4）长途返程后，保留相关票据信息。如有疫情高发区（如武汉及其周边地区）旅居史，要进行连续 14 天自我健康监测和隔离观察。如出现发热等可疑症状，要及时就医。

57 开学前，学校要做哪些准备工作?

（1）制订本校传染病防控应急预案，明确职责，责任到人。

（2）报备学生、教师假期有无疫情高发区旅居史。如有，应尽快到所在社区进行登记，减少外出活动，自离开疾病流行地区后连续 14 天居家隔离，并进行自我健康状况监测。

（3）开学前，对学校的教室、宿舍、教师办公室、图书馆、食堂等进行一次彻底的清洁、消毒，同时制订清洁、消毒计划。

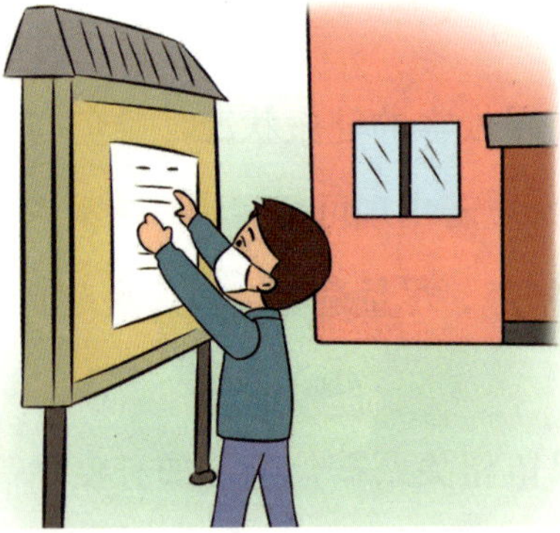

（4）学校应设置充足的水龙头，配备洗手液、肥皂或 75% 酒精的消毒用品。

（5）准备快速红外体温探测仪、红外体温枪等测量仪器，以及体温计、一次性口罩、洗手液、消毒用品等物资。

（6）通过QQ、微信等方式，向家长、学生宣传新冠肺炎等传染病的防控知识，教育学生勤洗手，咳嗽、打喷嚏时要用纸巾或手肘掩住口鼻并及时洗手。

58 开学后要注意哪些?

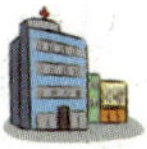

（1）家长应每日对孩子进行健康状况监测，如出现发热、咳嗽等呼吸道症状以及腹泻、结膜充血等症状，应居家隔离观察。必要时到医院就诊，并告知班主任诊断结果。

（2）上学、放学途中，建议全程佩戴医用外科口罩，最好步行。如乘坐公共交通工具，则应尽量少接触公共物品等。

（3）要做好手卫生，上学前、放学后，要按照七步洗手法，用洗手液（肥皂）和流动的水洗手，或者使用含酒精的消毒剂对双手进行消毒。

59 学校如何做好晨午检、缺课登记工作？

（1）严格落实晨检制度，同时开展午检工作，如发现有发热、咳嗽等呼吸道症状者，须禁止其入校。

（2）落实缺勤缺课登记和追踪制度，做好学生因病缺课情况的追查、登记。

（3）对学生晨午检异常情况、因病缺课情况，实行日报和零报告制度。

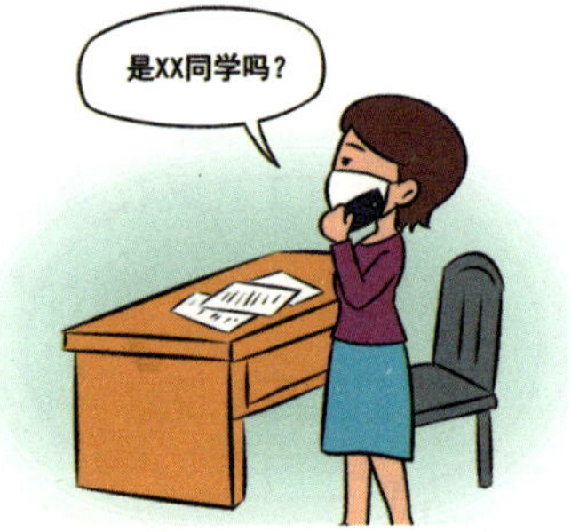

（4）若发现聚集性疫情，学校应及时向所属疾控机构和教育部门报告。

60 上课期间，如有学生出现发热、乏力、干咳及胸闷等疑似症状时，学校应如何处理？

（1）将该学生带到隔离室，同时立即电话通知其家长将其领回，嘱其尽早就诊。

（2）教室加强通风换气，对课桌椅、地面等做好消毒工作，加强该班学生以及周边学生的健康监测工作。

（3）询问该班其他学生是否有类似症状，如有多个类似症状的病例，要立即向属地疾控机构和教育行政部门报告。

（4）及时询问学生疾病诊断结果，如诊断为可疑病例，应采取更严格的措施，如学生所在班级停课、学校停课等，同时加强对该学生所有物品及其周围环境的消毒。

61 如诊断为新冠肺炎或其他呼吸道传染病后，学生如何复课？

（1）被诊断为新冠肺炎的学生，按照《新型冠状病毒感染的肺炎诊疗方案》的要求，治愈并解除隔离出院后，根据自身身体状况，选择入校（园）时间；入校（园）时，也应到校（园）卫生室（保健室）复核确认。

（2）如被诊断为其他传染病，学生痊愈且隔离期满后，也应到校（园）卫生室（保健室）复核确认。

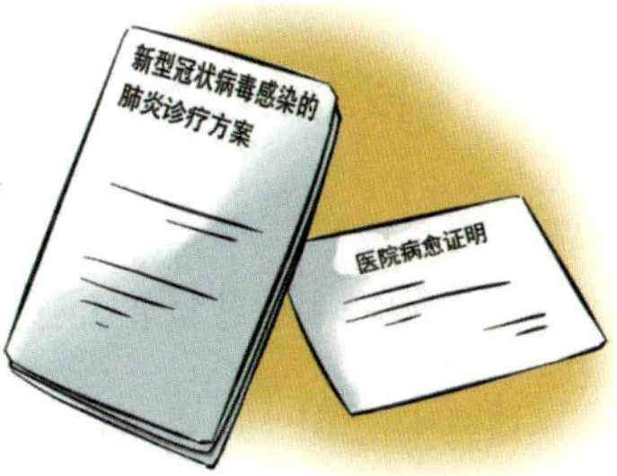

62 在校就餐，学校须做好哪些工作？

（1）学校食堂操作间要保持清洁卫生，严禁生食用具和熟食用具混用。食堂工作人员工作期间应全程佩戴口罩。

（2）避免肉类生食，不制售冷荤凉菜，动物性食物要彻底煮熟。

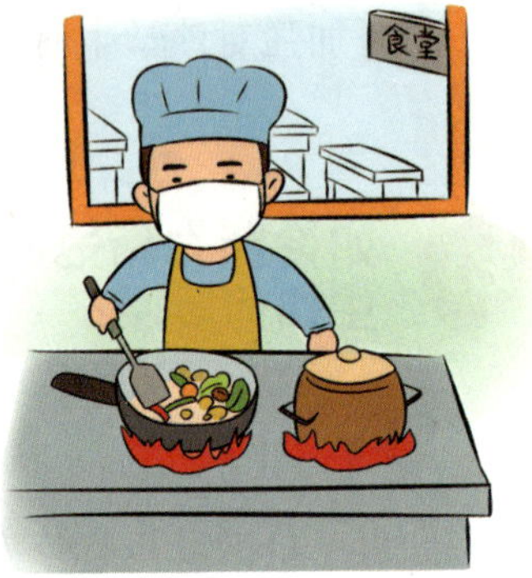

（3）建议实行分餐制，避免人员聚集。各班级指定专人（必须佩戴口罩），以班级为单位领取食物，回各自教室或指定区域就餐。

（4）做好食堂餐具的消毒工作。将餐具去残渣、清洗后，再煮沸或用流通蒸汽消毒 15 分钟；或放入热力消毒柜进行消毒；或采用有效氯含量为 250 毫克 / 升的消毒剂，浸泡消毒 30 分钟，消毒后应将残留消毒剂冲净。

（5）做好食堂工作人员健康监测，如出现发热、乏力、干咳及胸闷等疑似症状，应暂时调离岗位，居家隔离，并视病情及时就医。

（6）做到营养配餐、合理烹调，食物应清淡适口，鼓励学生多饮水。

63 学校应做好哪些宣传工作?

（1）师生应减少去公共场所，如确实需要去，应全程佩戴医用外科口罩。学校应避免举办大型室内集会。

（2）开展如何佩戴口罩、洗手的宣传，指导学生掌握正确佩戴口罩及洗手的方法，告知何时需要佩戴口罩、洗手。

（3）指导学生在咳嗽或打喷嚏时，用纸巾或手肘遮挡口鼻，然后及时洗手。

（4）如出现发热等可疑症状，应就近选择发热门诊就诊，并全程应佩戴口罩，与他人保持1米以上距离，避免搭乘公共交通工具。

64 学生的焦虑和恐惧心理如何防范和干预?

（1）通过国家卫生健康委员会等官方网站，及时了解疫情动态，科学认识疫情，不信谣、不传谣。

（2）培养积极心态，保持心境平和。

（3）保持正常、规律的生活作息，适当运动。

（4）可以通过QQ、微信等网络媒介与同学、朋友交流，互诉心事，增进友谊。

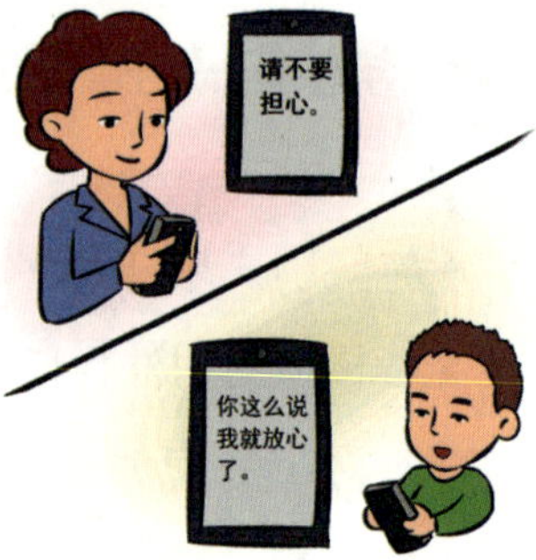

（5）出现焦虑、恐惧等心理是正常的，适度的焦虑和恐惧有助于提高警惕；过度的焦虑和恐惧会影响健康。可以尝试自我调节，如采取倾诉、阅读、运动、听音乐、休息、写作等方式。若自我调节无效，须及时寻求专业心理援助。（安徽省精神卫生中心心理援助热线：0551-63666903，安徽省心理危机干预学会心理援助热线：40016199965-1）

65 为什么医院要设置预检分诊点和发热门诊？

为避免呼吸道发热患者在医院内频繁往返造成交叉传播，要在患者挂号前的第一时间进行预检分诊，筛查出呼吸道发热患者，将其分流到特定的发热门诊进行诊疗。

66 医院预检分诊点和发热门诊如何设置？

（1）预检分诊点宜设置在急诊或门诊大厅外。在

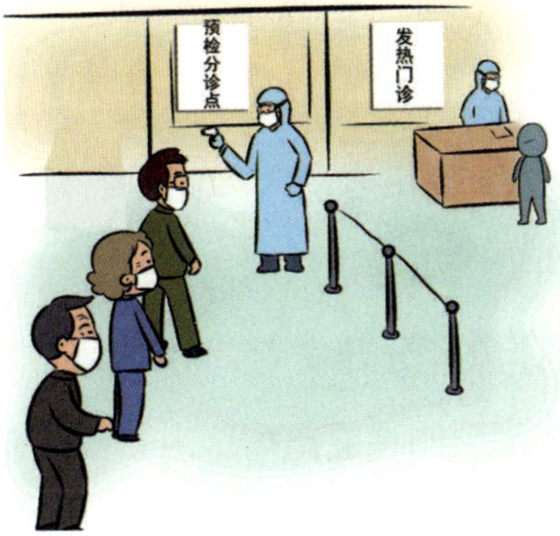

冬季天气较寒冷的地区，可以考虑将其设置在大厅内，设明显标识，配有引导人员。

（2）发热门诊不应设在门诊、急诊大厅内，应该单独设置；发热门诊应设有醒目标识和引导标识，方便患者就诊。

67 医院内环境物表如何清洁与消毒？

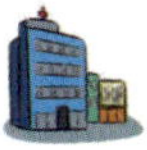（1）对病房环境与物体表面，用有效氯含量为1000毫克/升的消毒剂擦拭消毒，或用75%酒精擦拭消毒，作用时间为30分钟。

（2）平时地面采用湿式清洁，用有效氯含量为1000毫克/升的消毒剂进行湿式拖地。

（3）可浸泡（耐腐蚀）的医疗器械，可用有效氯含量为1000毫克/升的消毒剂浸泡30分钟后再用清水冲洗干净。

（4）不耐腐蚀的医疗器械，可用75%酒精浸泡30分钟后擦干备用。

68 医院如何隔离通风？

（1）对疑似或确诊新冠肺炎患者应当及时进行隔离，并按照指定的规范路线由专人引导进入隔离区。

（2）应将疑似患者和确诊患者分开安置，对疑似患者进行单间隔离，将其活动范围限制在隔离病房内。

（3）一般区域内，在自然通风情况下，每天上午、下午各通风 1 次，每次半小时以上；人员密集处，随时通风。

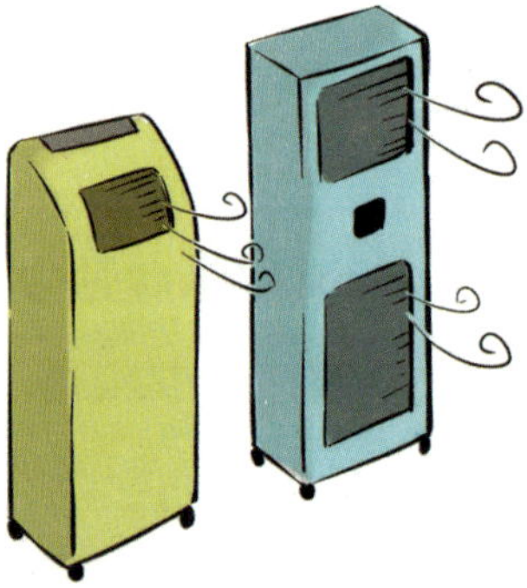

（4）发热门诊、呼吸科门诊、儿科门诊、急诊、留观病房、隔离病房等高风险区域，可持续开启循环风紫外线机或等离子空气消毒机进行消毒。

69 医护人员如何做好个人防护？

（1）预检分诊点、发热门诊的医护人员应穿工作服，加穿普通隔离衣，戴工作帽、医用外科口罩。

（2）进行呼吸道采样等可能发生气溶胶或喷溅的操

作时，戴医用防护口罩、防护面屏、乳胶手套，穿防渗透隔离衣，必要时穿医用防护服和戴呼吸头罩。

（3）隔离留观病区、隔离病区和隔离重症监护病区的医护人员应在工作服外加穿防护服。

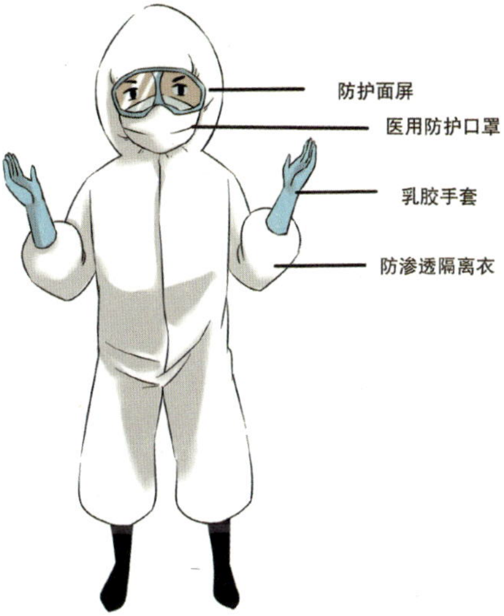

70 医护人员如何做好手卫生？

（1）手部有血液或其他体液等肉眼可见的污染时，应用洗手液（肥皂）和流动水洗手。

（2）手部没有肉眼可见的污染时，可用速干手消毒剂消毒双手以代替洗手。

（3）诊疗不同患者时，注意手消毒，防止交叉感染。

71 如何做好医疗废弃物管理？

（1）诊疗新冠肺炎患者及疑似患者的发热门诊和病区（房）产生的废弃物，应当作为医疗废弃物进行分类收集。

（2）分类收集使用过的一次性隔离衣、防护服等物品时，严禁挤压。

（3）每个包装袋、利器盒应当贴有标签，标签上应注明产生单位、产生部门、产生日期、类别和“新冠肺炎”字样。

（4）若包装袋和利器盒的外表面被感染性废弃物污染，应当增加一层包装袋。

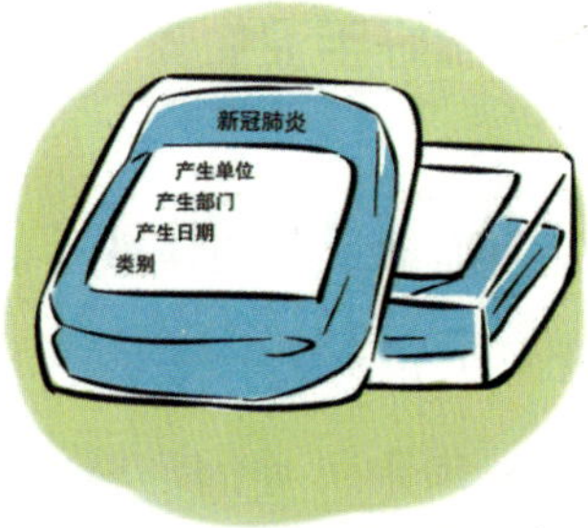

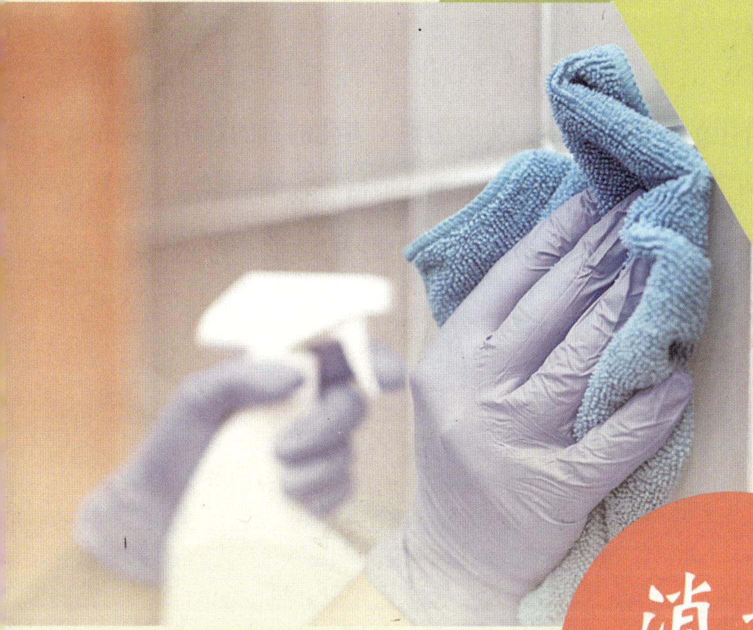

消毒

防控篇

72 什么是消毒？

消毒是指应用物理或化学的方法杀灭或清除传播媒介上的病原微生物，从而达到无害化的目的。消毒是相对的，不是绝对的，只要求把病原微生物的数量减少到无害的程度，而并不要求把所有的病原微生物全部杀灭。

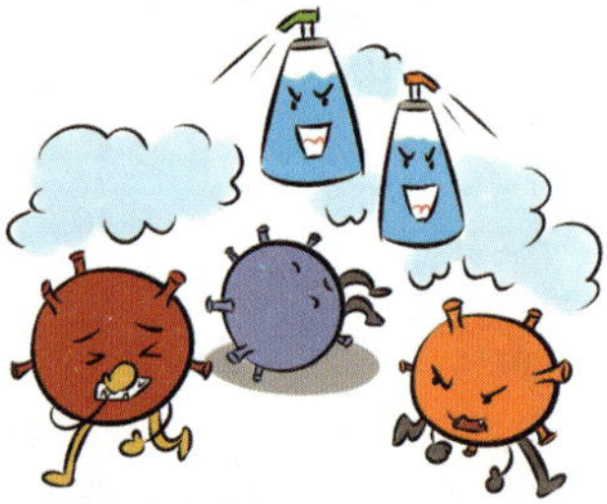

73 消毒的目的是什么？

消毒的目的是切断传播途径以控制感染性疾病或传染性疾病。

74 消毒的分类有哪些？

（1）预防性消毒：在未发现患者或疑似病例的情

况下，对可能受到污染的物品和场所进行的消毒。公共场所消毒、餐具消毒、饮水消毒、衣物消毒、粪便污水无害化处理、医院非感染区的日常消毒等都属于预防性消毒。但要注意避免过度消毒。

（2）随时消毒：指有传染源存在时对其排出的病原体可能污染的环境和物品进行的及时消毒。如每天随时进行的对感染患者的床边消毒，随时对感染患者的排泄物、分泌物进行的消毒。

（3）终末消毒：指传染源离开后进行的一次彻底的消毒。如新冠肺炎患者入院、转运或死亡后，对其住所及污染的物品进行的消毒。

75 哪些消毒方法对新型冠状病毒有效？

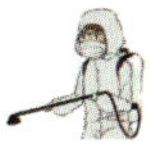

高温（56℃，30 分钟）可使新型冠状病毒灭活，将耐高温器具煮沸 15 分钟可消毒；皮肤类消毒可选用 75% 酒精或碘伏等；对家庭中耐湿热的物品消毒首选煮沸法，对家具及物体表面进行擦拭可以用 75% 酒精、有效氯含量为 250 ～ 500 毫克 / 升的消毒剂（84 消毒液等）。

76 煮沸消毒需要注意什么？

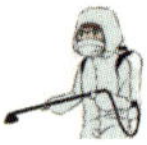

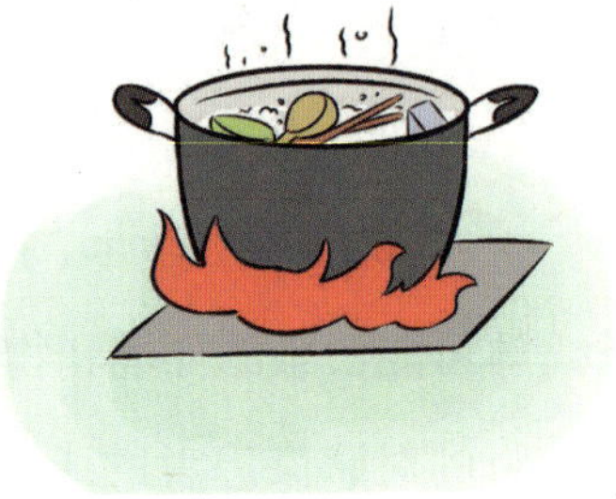

煮沸消毒可以用于对餐（饮）具、服装、被单等耐湿、耐热物品的消毒。注意煮锅内的水应将物品全部浸没。水沸时开始计时，持续 15 ～ 30 分钟。计时后不得再加入物品，否则持续加热时间应从重新加入物品再次煮沸时算起。也可用 0.5% 肥皂水或 1% 碳酸钠溶液代替清水，以增强消毒效果。

77 浸泡消毒需要注意什么？

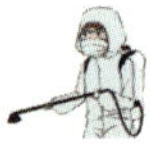

浸泡消毒可用于餐（饮）具、服装、被污染的医疗用品等的消毒。注意消毒剂应将物品全部浸没。对导管类物品，应使管腔内也充满消毒剂。作用至规定时间后，取出物品，用清水冲净，晾干。消毒剂应现配现用，避免长期反复使用。

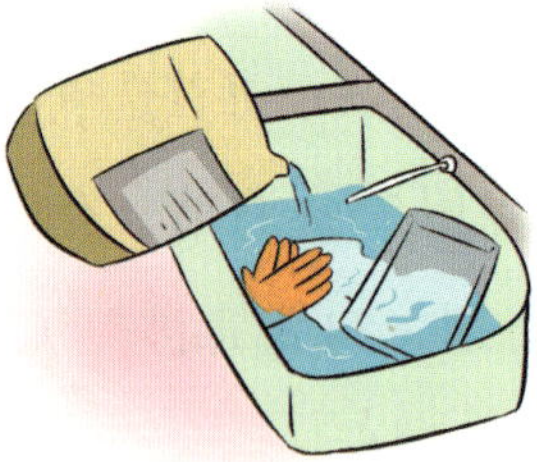

78 擦拭消毒需要注意什么?

擦拭消毒可以用于物体表面的消毒。将抹布浸入消毒剂，取出拧干，依次反复擦拭被消毒物品表面，使物品表面在作用时间内保持湿润。注意作用至规定时间后，将抹布用清水洗净，拧干，再擦净物体表面残留的消毒剂，以减轻可能引起的腐蚀作用。

79 喷雾消毒需要注意什么?

喷雾消毒适用于室内空气、墙面、地面和家具表面的消毒。喷雾消毒应以使墙面、地面等全部润湿为度，并作用至规定时间。喷雾顺序宜先上后下、先左后右。喷洒有刺激性或腐蚀性的消毒剂时，消毒人员应佩戴防护口罩和护目镜，并将食品、餐（饮）具及衣被等收存好，或用塑料薄膜覆盖。

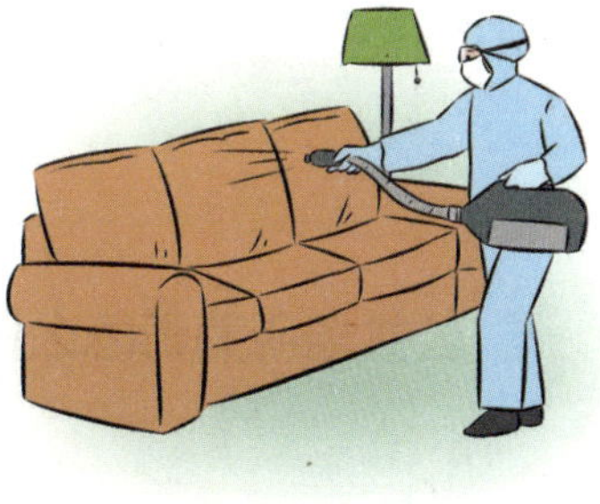

80 在家如何防控新型冠状病毒?

（1）室内卫生采用湿式清洁法，避免用扫帚清扫造成扬尘。

（2）做好手卫生。外出回家后，及时用洗手液（肥皂）和流动水洗手，或用含酒精的消毒剂进行手消毒。

（3）如果与疑似患者有接触，应及时对衣物进行清洗，或者用洗衣机以 60 ～ 90℃热水加普通家用洗衣液清洗，然后干燥；如果有客人（身体健康状况不详）来访，待客人离开后及时对桌椅、地面等进行清洁消毒。

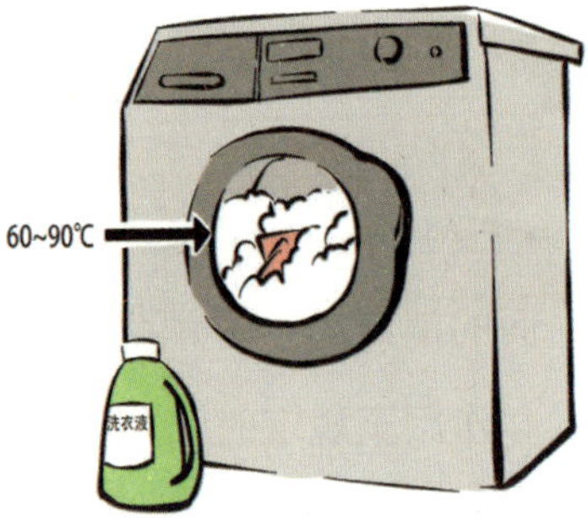

81 公共场所消毒怎么做?

公共场所要保持清洁、通风，及时清理垃圾，必要时可对公共场所室内地面、公厕坐便器及其手压阀、水龙头、楼梯扶手等采取消毒措施，用有效氯含量为 250 ~ 500 毫克 / 升的消毒剂进行喷洒或擦拭消毒，作用 30 分钟后用清水擦拭干净，以免腐蚀消毒对象。

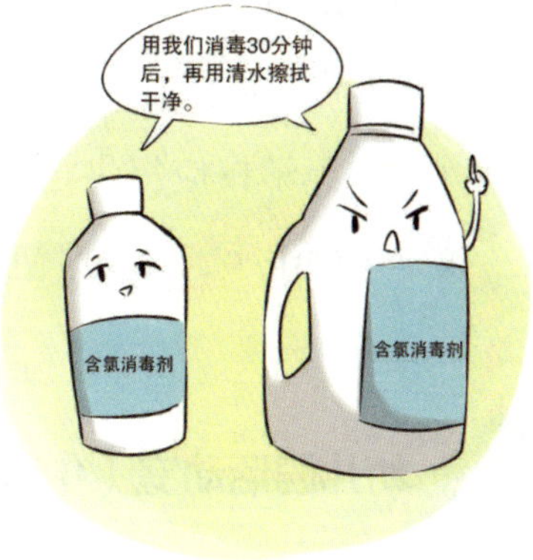
用我们消毒30分钟后，再用清水擦拭干净。
含氯消毒剂
含氯消毒剂

82 开学后，如何做好班级消毒？

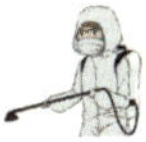

（1）室外一般无须消毒。班级室内空气消毒可采取通风换气法。在春季、秋季应开窗上课，以利于空气流通；冬季和使用空调的时候，应在课间休息时打开门窗通风换气。每天通风换气至少 2 次，每次通风时间至少 20 分钟。无法充分通风换气的，可安装换气扇等设备进行机械通风。

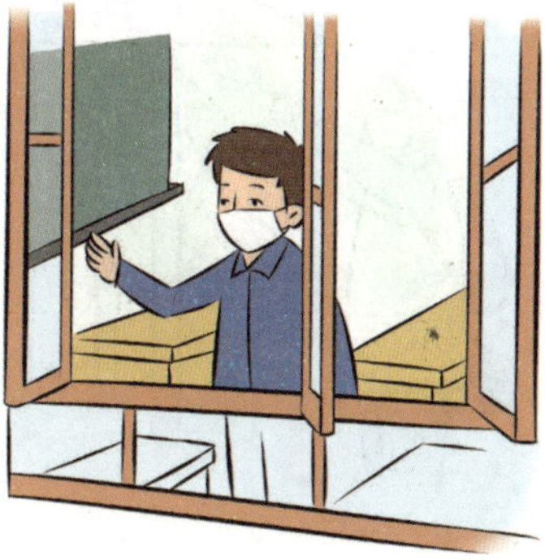

（2）要保持环境清洁

卫生，定期对门把手、楼梯扶手、教室的台面等人员经常接触处进行清洁、消毒。

（3）学校应提供足够的洗手设施或手消毒设施，倡议学生勤洗手，必要时使用免洗消毒剂。

83 幼儿园活动室（午睡室）如何消毒?

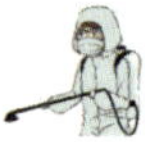

（1）活动室可错峰分批使用或暂停开放；午睡室应在幼儿午睡前后开窗通风，床单、被褥要常在阳光下曝晒，并定期更换清洗。

（2）对门把手、楼梯扶手、幼儿床栏杆、游乐设施及其他幼儿可触及的物体表面，用有效氯含量为 250 ~ 500 毫克 / 升的消毒剂擦拭或喷洒消毒。

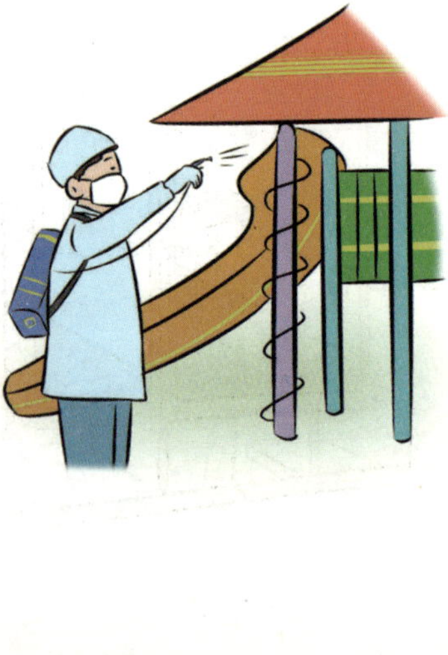

（3）对不光滑的表面宜采用喷洒消毒，30 分钟后用清水擦拭干净。

（4）室内消毒时不得有幼儿在场，消毒剂应放在幼儿接触不到的地方。

84 幼儿园物品（图书、玩具、毛巾等）如何消毒？

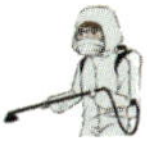

（1）图书应做到专人专用，可放在阳光下曝晒或用紫外线灯近距离直接照射，30 分钟后翻页，使不同页面均受到照射。

（2）对耐热耐湿的各种生活用品、玩具，首选煮沸或蒸汽消毒 15 ～ 30 分钟；对不耐热但耐湿的可用有效氯含量为 250 ～ 500 毫克 / 升的消毒剂浸泡或擦拭消毒，30 分钟后再用清水冲洗，也可在阳光下曝晒 4 ～ 6 小时并适时翻动；对电动、电子玩具，可用碘伏棉球擦拭孩子经常触摸的部位，应做到一用一消毒；对不宜进行消毒处理的玩具、用具等，在新冠肺炎流行期间应禁用。

（3）对小毛巾、手绢，首选煮沸或蒸汽消毒 15 ～ 30 分钟，也可用有效氯含量为 250 ～ 500 毫克 / 升的消毒剂浸泡 20 分钟后用清水洗净，每天至少消毒 1 次，应做到专人专用。

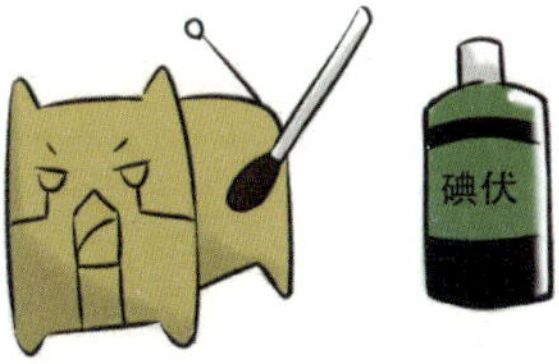

85 手机如何消毒？

将手机外壳去掉，每日用卫生湿巾或清水棉球对手机及外壳全面清洁。必要时，可在清洁晾干后用 75% 酒精棉球或棉片擦拭消毒。

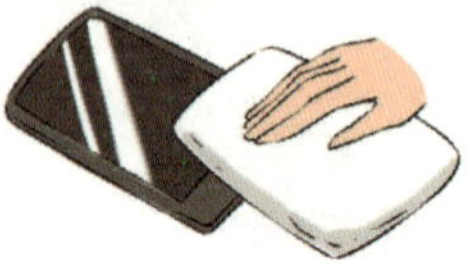

86 婴幼儿餐（饮）具如何消毒？

对餐（饮）具、婴儿奶嘴、奶瓶等，首选煮沸或流通蒸汽消毒 15 ～ 30 分钟，应做到专人专用，用后及时清洗消毒。

87 公用电话如何消毒？

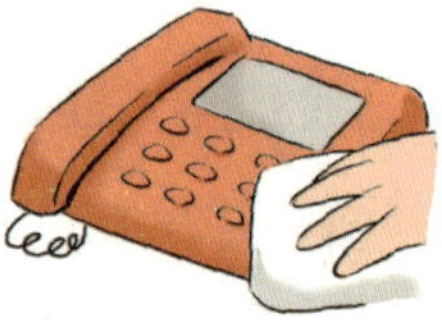

用 75% 酒精棉球或棉片对电话话筒及按键进行擦拭消毒。

88 学生宿舍如何消毒？

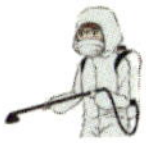学生宿舍要保持清洁卫生，加强通风换气，被单、枕巾等使用后要洗净，于阳光下曝晒，每周1次。

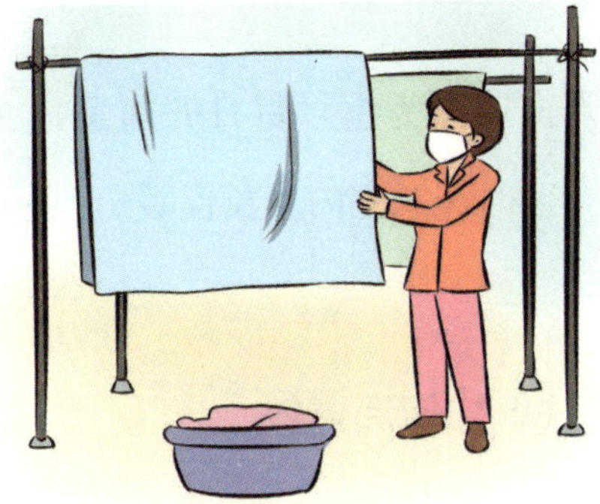

89 电梯如何消毒？

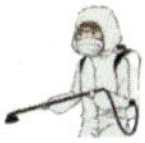在新冠肺炎流行期间，可对电梯轿厢及公共扶手、电梯按键、电梯门框等高频次接触部位进行重点清洁和定期消毒，用有效氯含量为250～500毫克/升的消毒剂进行喷雾或擦拭消毒，作用时间30分钟以上，再用清水

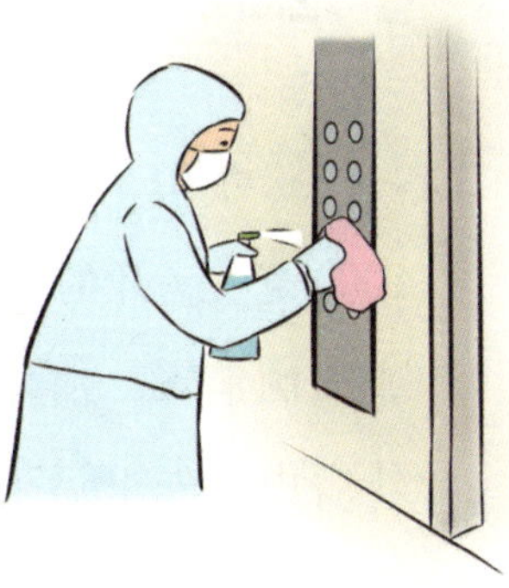

将残留的消毒剂擦净。对电梯按键，可用 75% 酒精棉球或棉片擦拭消毒。

90 室内空气如何消毒？

以开窗通风为主，每日开窗通风 2 ～ 3 次，每次 30 分钟，开窗时注意室内人员保暖。

91 手（皮肤）如何消毒？

以洗手为主，在接触可疑污染物后建议选择碘伏、速干手消毒剂对手或皮肤擦拭消毒。

92 地面和可能被污染的墙壁等表面如何消毒？

可用有效氯含量为 1000 毫克 / 升的消毒剂擦拭或喷洒消毒，消毒顺序为先外后内、先上后下，作用时间在 30 分钟以上。

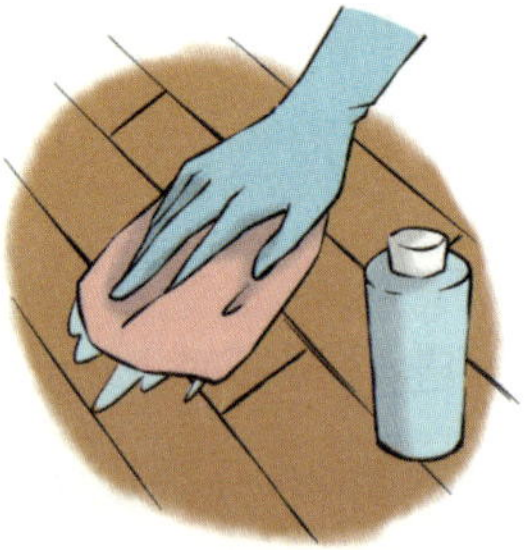

93 公用餐（饮）具如何消毒？

首选煮沸消毒 15 分钟，也可用有效氯含量为 250 ～ 500 毫克 / 升的消毒剂浸泡 15 分钟后，再用清水洗净。

94 家用物品（家具表面）如何消毒？

对经常触碰的家用物品（家具表面）等，可用有效氯含量为 500 毫克 / 升的消毒剂或 75% 酒精，或其他可用于表面消毒的消毒剂擦拭消毒，作用 30 分钟后用清水擦拭干净。

95 厕所如何消毒？

便池及其周边可用有效氯含量为 2000 毫克 / 升的消毒剂擦拭消毒，作用 30 分钟。对厕所内的物体表面应以消毒手经常接触处为主，如门把手、水龙

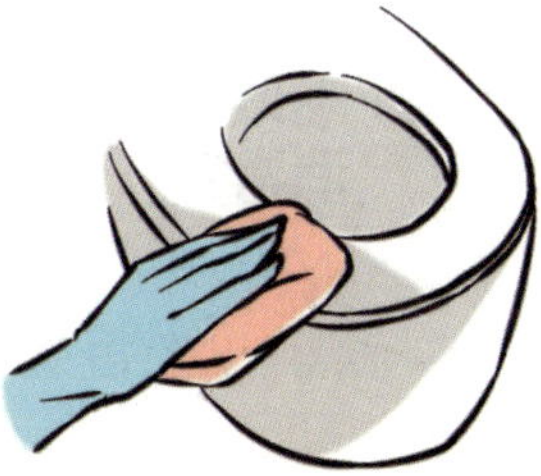

头的表面等，可用有效氯含量为 500 ～ 1000 毫克 / 升的消毒剂或其他可用于表面消毒的消毒剂擦拭消毒，作用 30 分钟后用清水擦拭干净。

96 拖把、抹布等卫生用具如何消毒？

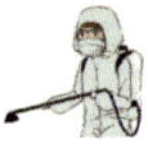

拖把和抹布应按照房间分区专用，避免相互污染。使用后用有效氯含量为 1000 毫克 / 升的消毒剂进行浸泡消毒，作用 30 分钟后用清水冲洗干净，晾干存放。

97 衣服、被单等纺织品如何消毒？

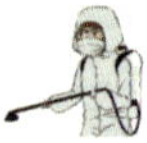

衣服、被单等纺织品可用流通蒸汽或放入沸水中消毒 15 分钟；或用有效氯含量为 250 毫克 / 升的消毒剂进行浸泡消毒，作用 15 ～ 30 分钟后，用常规方法清洗。

98 呕吐物（排泄物、分泌物）直接污染地面，如何消毒？

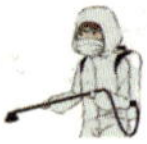

以上污染物可用一次性吸水材料（如纱布、抹布

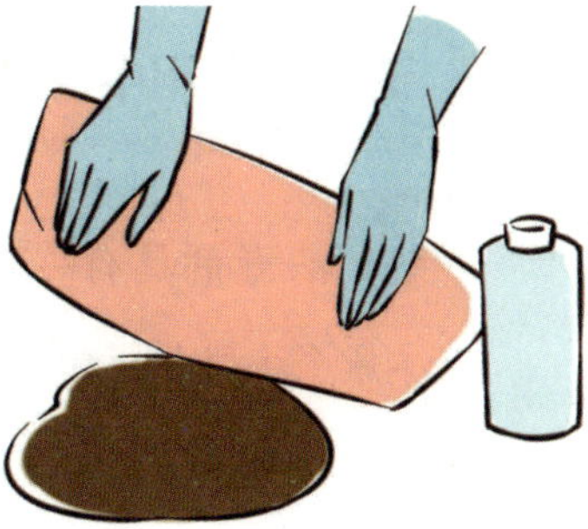

等）蘸取有效氯含量为5000～10000毫克/升的消毒剂（或能达到高消毒水平的消毒湿巾）小心移除。用有效氯含量为1000毫克/升的消毒剂擦拭被污染的地面及其周围可能污染的地面。处理污染物时应戴手套与口罩，处理完毕后应洗手或进行手消毒。

99 常见消毒剂如何配制？

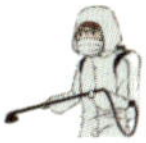

有效氯含量为500毫克/升的消毒剂的配制方法：

（1）84消毒液（有效氯含量5%）：按消毒液：水为1:100的比例配制。

（2）消毒粉（有效氯含量12%～13%，20克/包）：1包消毒粉加5升水。

（3）含氯泡腾片（有效氯含量480～580毫克/片）：1片溶于1升水中。

100 消毒剂使用中应注意哪些事项?

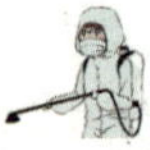

消毒剂具有一定的毒性、刺激性，配制和使用时应注意个人防护，包括戴口罩、帽子、手套和穿工作服等。配制消毒剂时要防止其溅到眼睛里,必要时可佩戴护目镜。消毒剂具有一定的腐蚀性，注意达到消毒时间后用清水擦拭消毒物品，防止其被腐蚀。

含氯消毒剂对织物具有漂白作用，用其对织物消毒时要慎重。

用其他消毒剂进行消毒时，使用前要认真阅读消毒剂说明书，严格按照说明书规定的使用范围、使用方法、作用浓度、作用时间进行正确使用。

使用的消毒剂应为经备案的合格产品，应在有效期内使用，消毒剂须现配现用。

使用75%酒精消毒时，禁止用于大面积喷洒，并远离高温物体，必须禁止明火，严禁吸烟，严防引起火灾。